Infermiera

di

Maternità e Ginecologia

La guida completa

SILVIA REALI

Indice dei contenuti

« Maternità-Ginecologia: il luogo in cui 'Aspettare i nove mesi' assume il suo pieno significato, e dove sentire le grida è spesso un segno di buone notizie! »

Capitolo

INTRODUZIONE PRESSO L'UNITÀ DI MATERNITÀ E GINECOLOGIA

La storia ginecologia e ostetricia

La ginecologia e l'ostetricia sono campi che, molto prima di entrare a far parte delle formalità della medicina moderna, sono sempre stati al centro delle preoccupazioni umane. La nascita e la salute delle donne, veri e propri misteri della natura, hanno suscitato meraviglia e interrogativi fin dalla notte dei tempi.

Nelle prime civiltà come la Mesopotamia, l'Egitto e l'antica Grecia, i primi scritti medici si occupavano di problemi ginecologici. I papiri egiziani, come il papiro Kahun risalente al 1800 a.C., fanno riferimento alla riproduzione e alle malattie delle donne. Questi testi, spesso intrisi di credenze e miti, mostrano comunque un reale desiderio di capire e curare.
Ippocrate, il padre della medicina moderna, ha gettato le basi della ginecologia come scienza a sé stante.

A quei tempi, la medicina era un misto di osservazione, rimedi naturali e, naturalmente, superstizione. Le 'levatrici', il cui ruolo era quello di assistere le donne durante il parto, erano già ben consolidate, ma fu con i progressi della scienza e della chirurgia che nacque l'ostetricia.

Nell'Europa del Medioevo, nonostante l'oscurantismo prevalente dell'epoca, il parto e l'assistenza ginecologica continuarono a svilupparsi grazie a figure emblematiche come Trotula di Salerno, che scrisse trattati sulla salute delle donne. Ma fu proprio durante il Rinascimento, con l'avvento dell'anatomia e la riscoperta di testi antichi, che la ginecologia e l'ostetricia decollarono davvero.

Il XIX secolo ha segnato una svolta importante con l'introduzione dell'asepsi, che ha cambiato radicalmente la situazione, riducendo drasticamente la mortalità materna. L'invenzione del forcipe, i parti cesarei eseguiti in buone condizioni, e successivamente gli ultrasuoni e i progressi nella biologia riproduttiva, hanno plasmato la disciplina come la conosciamo oggi.

Dall'antichità ad oggi, la ginecologia e l'ostetricia hanno seguito un percorso affascinante, in cui l'intuizione e la tradizione hanno gradualmente ceduto il passo alla scienza e all'innovazione, rendendo possibile non solo garantire la continuità della vita umana, ma anche onorare e proteggere il miracolo della nascita.

Ruolo e importanza
Unità di maternità e ginecologia

Il reparto di maternità e ginecologia occupa una posizione centrale nel panorama medico e sociale. In quanto custode della salute delle donne, è molto più di un semplice reparto ospedaliero. È un testimone privilegiato delle fasi chiave della vita di una donna e svolge un ruolo essenziale nella continuità della vita stessa.

1. Garante della vita e della nascita:
La maternità è spesso la prima cosa che ci viene in mente quando pensiamo all'ostetricia e alla ginecologia. Assistere una donna durante la gravidanza, prepararla al parto e garantire un parto sicuro sono il cuore di questa disciplina. Ogni anno, migliaia di neonati nascono grazie all'esperienza e alla dedizione dei professionisti dell'Unità di Maternità-Ginecologia.

2. Guardiano della salute delle donne:
La ginecologia non si limita alla gravidanza. Comprende tutto ciò che ha a che fare con la salute riproduttiva della donna: dalla prima mestruazione alla menopausa, compresa la contraccezione, la prevenzione e il

trattamento delle malattie. Assicura il benessere delle donne in ogni fase della loro vita.

3. Un ruolo educativo:
L'Unità di Maternità e Ginecologia non è solo un luogo di cura. È anche un luogo dove le donne (e gli uomini) possono imparare a conoscere la riproduzione, la contraccezione, la prevenzione delle IST e molti altri argomenti essenziali.

4. Innovazioni e trattamenti avanzati:
I progressi tecnologici e medici in ginecologia e ostetricia hanno trasformato il modo di affrontare la fertilità, il concepimento e la nascita. Dalla fecondazione in vitro alle procedure chirurgiche minimamente invasive, queste innovazioni stanno migliorando la qualità di vita di molte donne.

5. Supporto emotivo e psicologico:
La maternità e la ginecologia non curano solo il corpo, ma si prendono cura anche dell'anima. Che si tratti di una gravidanza difficile, di problemi di fertilità o di una malattia ginecologica, i professionisti di questo settore offrono un sostegno prezioso alle pazienti, aiutandole a navigare nelle acque talvolta tumultuose della salute femminile.

La maternità e la ginecologia sono un pilastro della nostra società. Si occupa della salute delle donne, sostiene le nuove vite che stanno nascendo e illumina le generazioni future. La sua importanza non può essere sottovalutata, poiché riguarda sia l'intimità della vita individuale che il futuro della comunità.

Sfide del servizio

Il reparto di maternità-ginecologia, nonostante la sua importanza vitale e i progressi della medicina, deve affrontare una serie di sfide. Si tratta di sfide mediche, sociali, economiche ed etiche. Sono descritte di seguito:

1. Sovraccarico di lavoro:
Con la crescita demografica e le esigenze di assistenza in continuo aumento, i reparti di Maternità-Ginecologia possono trovarsi sopraffatti. Questo sovraccarico influisce sulla qualità dell'assistenza, sul tempo dedicato a ciascun paziente e sul benessere degli operatori sanitari.

2. Progressi tecnologici:
Se da un lato la tecnologia ha rivoluzionato la pratica, dall'altro porta con sé una serie di sfide. La necessità di formare continuamente il personale su nuove tecniche, di investire in nuove attrezzature e di adattarsi ai cambiamenti può mettere a dura prova le risorse di un ospedale.

3. Disuguaglianze nell'accesso all'assistenza sanitaria:
A causa di vincoli geografici, economici o socio-culturali, non tutte le donne hanno uguale accesso alle cure di maternità-ginecologia. Queste disuguaglianze possono portare a ritardi nella diagnosi, complicazioni o esiti meno favorevoli per alcune popolazioni.

4. Questioni etiche:
La ginecologia e l'ostetricia toccano aree sensibili come la riproduzione assistita, l'interruzione volontaria della gravidanza e la genetica. Questi argomenti, al centro di dibattiti etici, richiedono una navigazione delicata, in linea con la legislazione, le convinzioni personali e il rispetto dei diritti dei pazienti.

5. Benessere del personale :
Di fronte a situazioni talvolta molto cariche di emozioni (nascite complicate, malattie, aborti spontanei), i professionisti della maternità e della ginecologia possono sperimentare stress, esaurimento o addirittura traumi. Prendersi cura del loro benessere mentale ed emotivo è essenziale per fornire un'assistenza di qualità.

6. Cambiamenti nelle aspettative dei pazienti:
Con l'accesso alle informazioni e la maggiore autonomia dei pazienti nelle loro decisioni mediche, i professionisti della Maternità-Ginecologia devono essere più bravi a insegnare, ascoltare e adattarsi.

7. Sfide economiche :
I costi associati alla medicina moderna, sia per le attrezzature, i farmaci o la formazione, stanno mettendo a dura prova i bilanci degli ospedali. Trovare un equilibrio tra le risorse disponibili e le crescenti esigenze è una sfida costante.

Il reparto di Maternità-Ginecologia, pur assistendo quotidianamente a miracoli, si trova ad affrontare sfide importanti. Queste sfide richiedono soluzioni innovative, una stretta collaborazione tra gli operatori sanitari, i responsabili delle decisioni e la comunità, e un approccio incentrato sul paziente, se vogliamo continuare a offrire un'assistenza di qualità.

Capitolo 2

LA VITA QUOTIDIANA DI UN'INFERMIERA IN MATERNITÀ E GINECOLOGIA

L'ambiente di lavoro

L'ambiente di lavoro all'interno di un reparto di maternità-ginecologia è unico e combina aspetti medici sia tecnici che emotivi. Questo particolare contesto richiede ai professionisti di adattarsi costantemente per garantire un'assistenza ottimale. Ecco un'esplorazione fluida di questo ambiente:

1. Un ambiente in costante evoluzione:
A differenza di altre specialità mediche, l'Unità di Maternità e Ginecologia ha poca tregua. Tra emergenze ostetriche, consultazioni regolari e operazioni chirurgiche, l'attività è quasi costante e richiede una grande resilienza e adattabilità da parte dei team.

2. Attrezzature tecnologiche :
Le attrezzature sono all'avanguardia, dagli ecografi di ultima generazione per il monitoraggio della gravidanza e i sistemi di sorveglianza fetale in tempo reale alle sale operatorie attrezzate per interventi ginecologici complessi.

3. Aree dedicate :
Il reparto è spesso suddiviso in diverse aree specializzate: un'area per il parto, un'altra per la chirurgia ginecologica, sale post-parto, sale di consultazione e un'area dedicata a ricevere le emergenze.

4. Un'atmosfera emotivamente carica:
L'ambiente di lavoro dell'Unità di Maternità-Ginecologia è ricco di forti emozioni: la gioia di una nascita, l'ansia di una prima consultazione, la tristezza di un aborto spontaneo o l'incertezza di una diagnosi. Ciò richiede ai professionisti una grande capacità di empatia e di sostegno.

5. Collaborazione interprofessionale :
La ricchezza del reparto risiede nella diversità delle sue competenze: ginecologi-ostetrici, ostetriche, infermieri, assistenti all'infanzia, anestesisti, pediatri e psicologi lavorano fianco a fianco per fornire un'assistenza completa al paziente.

6. Sfide logistiche :
L'ambiente deve adattarsi costantemente al carico di lavoro, alla disponibilità di stanze, ai requisiti delle attrezzature e al coordinamento dei vari professionisti che lavorano con lo stesso paziente.

7. Un requisito di salute e sicurezza:
In un luogo dove nascono vite, si effettuano operazioni e la vulnerabilità dei pazienti è palpabile, i protocolli igienici sono rigorosi. La prevenzione delle infezioni, la gestione dei rifiuti medici e la sterilizzazione degli strumenti sono fondamentali.

8. Necessità di una formazione continua:
La rapida evoluzione delle tecniche e dei protocolli in Maternità-Ginecologia significa che le conoscenze e le competenze devono essere regolarmente aggiornate, rendendo la formazione una parte essenziale dell'ambiente di lavoro.

Lavorare in un'unità di maternità e ginecologia è sia un privilegio che una sfida. È un luogo in cui scienza, umanità, emozioni e tecnologia si intersecano quotidianamente, richiedendo ai professionisti una capacità di adattamento e una dedizione costante.

La sala parto

La sala parto è il santuario dell'Unità di Maternità-Ginecologia. È qui che inizia la vita, dove mesi di attesa e di anticipazione culminano in un momento intenso, caratterizzato da forti emozioni. Esploriamo questo luogo magico e la sua complessità:

1. Design dello spazio:
La sala parto è progettata per massimizzare la sicurezza della madre e del bambino, garantendo al contempo un comfort ottimale. In genere è spaziosa, per consentire ai professionisti di muoversi liberamente, e dotata di un letto specifico adattato alle diverse fasi del parto.

2. Attrezzatura essenziale :
Una serie di strumenti e dispositivi sono a portata di mano: monitor per monitorare la frequenza cardiaca fetale, dispositivi per somministrare anestetici o farmaci, lampade per esami e kit di emergenza in caso di complicazioni.

3. Presenza di un team multidisciplinare:
A seconda delle esigenze, possono essere presenti diversi professionisti: un ostetrico-ginecologo, un'ostetrica, un anestesista, un'infermiera e talvolta un pediatra per i neonati che richiedono un'attenzione immediata.

4. Atmosfera e comfort:
Per ridurre lo stress e promuovere un'esperienza positiva, molte sale parto offrono un'illuminazione soffusa, la possibilità di ascoltare musica e ausili per alleviare il dolore, come palloni o vasche per il parto in acqua.

5. Adattabilità alle scelte della madre:
Sempre più spesso, le sale parto sono progettate per adattarsi ai desideri delle future mamme: una varietà di

posizioni per il parto, la presenza di un partner o di una doula, la scelta degli interventi medici, ecc.

6. La sicurezza prima di tutto:
Nonostante l'atmosfera a volte intima, la sala parto rimane uno spazio medico. Sono in vigore protocolli rigorosi per affrontare rapidamente qualsiasi complicazione, sia per la madre che per il bambino.

7. Il passaggio al parto :
Dopo il parto, una volta che la madre e il bambino si sono stabilizzati, vengono generalmente trasferiti in una stanza post-parto. In questo modo viene fornita l'assistenza post-natale e si offre alla nuova famiglia uno spazio più intimo in cui conoscersi.

La sala parto è la scena di momenti intensi ed emotivi. È il riflesso di una scienza medica all'avanguardia e di una profonda umanità, dove ogni dettaglio è pensato per facilitare l'arrivo di una nuova vita nelle migliori condizioni possibili.

La stanza post-parto

La sala post-parto, spesso chiamata sala parto o suite, è il luogo in cui la madre e il suo neonato vengono portati dopo il parto. Questa stanza è fondamentale per la transizione della madre dalla fase del parto a quella del recupero, nonché per le prime interazioni con il bambino. Diamo un'occhiata a questo spazio di intimità e di recupero:

1. Uno spazio per due :
La sala post-parto è progettata per ospitare sia la madre che il neonato. È dotata di un letto per la madre, di una

culla trasparente per il bambino, di posti a sedere per i visitatori e spesso di un fasciatoio.

2. Apparecchiature mediche :
Anche se meno clinica della sala parto, questa stanza contiene attrezzature essenziali per il monitoraggio della salute della madre e del bambino, come monitor cardiaci, tiralatte e strumenti per la cura del cordone ombelicale.

3. Comfort e privacy :
L'enfasi è sul comfort e sulla privacy, con tende o paraventi, un bagno privato, una televisione e talvolta anche comodità come un mini-frigorifero.

4. Educazione e supporto:
La sala post-parto non è solo un luogo di riposo. È anche il luogo in cui la madre riceve consigli sull'allattamento al seno, sulla cura del neonato e sul proprio recupero. Professionisti come ostetriche, infermiere o consulenti per l'allattamento possono visitarla per offrire la loro esperienza.

5. Sicurezza :
La sicurezza è fondamentale. I neonati sono spesso dotati di braccialetti di sicurezza per evitare che vengano rapiti. Inoltre, sono in vigore rigidi protocolli di visita per garantire la tranquillità della madre e del bambino.

6. Flessibilità per le famiglie :
Molte strutture offrono ora suite familiari, in cui il partner o altri figli possono stare con la madre, per favorire il legame familiare fin dall'inizio.

7. Follow-up medico :
Sebbene la madre e il bambino si trovino in un ambiente più rilassato, è previsto un monitoraggio medico regolare. I segni vitali, le ferite o le incisioni vengono controllate

regolarmente, così come le condizioni generali del bambino.

8. Preparazione al ritorno a casa :
Prima della dimissione dall'unità di maternità, l'équipe di cura si assicura che la madre si senta preparata e sicura per il ritorno a casa. Vengono fornite istruzioni post-parto, prescrizioni o raccomandazioni per appuntamenti di follow-up.

La sala post-parto è un rifugio dove le madri possono riprendersi fisicamente mentre iniziano a formare un legame profondo con il loro neonato. È un luogo di apprendimento, di guarigione e di amore, supportato da un team di professionisti dedicati a garantire il benessere di ogni famiglia.

La sala operatoria ginecologica

La sala operatoria ginecologica è un'area altamente specializzata all'interno di una clinica o di un ospedale dedicata alla chirurgia ginecologica. Combina competenze tecniche all'avanguardia con una particolare sensibilità, data la natura intima delle operazioni eseguite. Diamo un'occhiata a questo luogo di eccellenza medica e di cure delicate:

1. Preparazione del blocco :
Prima di ogni intervento, la sala operatoria viene preparata con cura. Questo include la sterilizzazione degli strumenti, l'allestimento di tutti i dispositivi necessari e il controllo dell'attrezzatura anestetica.

2. Attrezzature avanzate :
La sala operatoria ginecologica dispone di attrezzature sofisticate, come microscopi per operazioni delicate,

apparecchiature di endoscopia per la chirurgia laparoscopica e dispositivi di imaging per guidare i chirurghi durante l'operazione.

3. Tipi di intervento:
L'unità gestisce una varietà di interventi, da quelli minori come la rimozione di cisti ovariche a quelli più complessi come le isterectomie, la chirurgia ricostruttiva e l'oncologia.

4. Team multidisciplinare :
Ogni intervento richiede la stretta collaborazione di un team di professionisti: chirurghi ginecologici, anestesisti, infermieri di sala operatoria, assistenti di sala operatoria e talvolta altri specialisti a seconda della natura dell'intervento.

5. Protocolli rigorosi:
La sicurezza e l'efficienza sono fondamentali. Vengono elaborati protocolli precisi per ogni tipo di operazione, garantendo il rispetto delle buone prassi e riducendo al minimo i rischi.

6. Dopo l'operazione :
Una volta completata l'operazione, il paziente viene generalmente trasferito nella sala di recupero, dove un'équipe assicura la stabilizzazione e l'immediato recupero post-anestetico.

7. Igiene e sterilizzazione :
La sterilizzazione e l'igiene sono della massima importanza. Ogni strumento viene accuratamente sterilizzato e tutto il materiale monouso viene smaltito secondo le linee guida.

8. Formazione continua e innovazione :
Il campo della ginecologia è in costante evoluzione. I team della sala operatoria vengono regolarmente formati su nuove tecniche, nuovi dispositivi e innovazioni mediche per garantire un'assistenza ottimale alle pazienti.

9. Supporto emotivo :
Consapevole della delicatezza di queste operazioni, il personale della sala operatoria è addestrato a fornire un supporto emotivo, rassicurando i pazienti prima, durante e dopo l'intervento.

In conclusione, la sala operatoria ginecologica è una sinfonia orchestrata di abilità, tecnologia e compassione. Ogni operazione viene eseguita con attenzione ai dettagli e competenza tecnica, tenendo a cuore il benessere e la dignità della paziente.

Team medico e paramedico

Al centro di ogni reparto di Maternità-Ginecologia ci sono i team medici e paramedici che svolgono un ruolo fondamentale. La loro competenza, dedizione e collaborazione garantiscono un'assistenza olistica e personalizzata per ogni paziente. Diamo un'occhiata a questi caregiver, questi guardiani della vita, che formano il tessuto essenziale di questi reparti:

1. Ginecologi e ostetrici :
Si tratta di medici specializzati nella cura delle donne, dalla pubertà alla menopausa. Supervisionano il parto, eseguono interventi chirurgici ginecologici e forniscono consulenza sulla salute riproduttiva.

2. Ostetriche :
Professionisti sanitari formati specificamente per monitorare le donne incinte durante tutta la gravidanza, possono effettuare parti normali, fornire un monitoraggio postnatale e prendersi cura dei neonati.

3. Anestesisti :
Sono essenziali per i parti che richiedono un'anestesia epidurale o generale, e forniscono anche assistenza ai

pazienti in situazioni di emergenza o per gli interventi chirurgici ginecologici.

4. Infermieri :
Sono responsabili dell'assistenza quotidiana, del monitoraggio dei pazienti in ospedale, della somministrazione di farmaci e della collaborazione con l'intero team infermieristico.

5. Infermieri di sala operatoria :
Specificamente formati per la sala operatoria, assistono i chirurghi durante le operazioni, preparano le attrezzature e garantiscono il rispetto dei protocolli igienici.

6. Ausiliari dell'asilo nido e infermieri dell'asilo nido:
Si dedicano alla cura dei neonati, assicurando il loro benessere, l'alimentazione e la supervisione medica.

7. Psicologi e psichiatri :
Il loro ruolo è fondamentale per sostenere le pazienti nelle sfide emotive che devono affrontare, sia durante la gravidanza, sia dopo un parto difficile o quando si tratta di problemi ginecologici.

8. Tecnici di laboratorio :
Analizzano i campioni e forniscono dati preziosi per la diagnosi, il monitoraggio della gravidanza e la valutazione della fertilità.

9. Fisioterapisti :
In particolare, vengono utilizzati per la riabilitazione perineale dopo il parto o per aiutare a gestire alcuni dolori o disturbi muscolo-scheletrici.

10. Segretari e coordinatori :
Sono essenziali per il buon funzionamento del reparto, gestendo gli appuntamenti, coordinando i vari professionisti e facilitando l'assistenza ai pazienti.

11. Assistenti di cura :
Assistono il team infermieristico nelle attività quotidiane e forniscono un supporto essenziale ai pazienti in termini di comfort e igiene.

Ogni membro del team svolge un ruolo specifico, ma è la loro collaborazione armoniosa a garantire un'assistenza completa ed empatica. Insieme, formano una rete di sostegno, dedicata alla salute, al benessere e alla dignità di ogni donna.

Avvio del lavoro :
organizzazione e trasmissione

L'assunzione di un nuovo incarico è un momento cruciale nella gestione di un reparto di Maternità-Ginecologia. Garantisce la continuità delle cure e assicura una transizione fluida tra i team. Organizzata e strutturata, si concentra sulla trasmissione di informazioni precise e pertinenti per garantire la sicurezza e il benessere dei pazienti. Esploriamo questa fase essenziale:

1. Arrivo in servizio :
Prima ancora di prendere servizio, gli operatori sanitari effettuano un rapido check-in, verificando il loro programma, i loro incarichi e i compiti prioritari della giornata.

2. La riunione di trasmissione :
Questo è il cuore del processo di inserimento. Il team uscente si incontra con il team entrante per trasmettere tutte le informazioni necessarie sul paziente.

a. **Valutazione del paziente:** Presentazione di ogni paziente, le sue condizioni cliniche, gli eventi principali della notte o del giorno precedente e le previsioni per il giorno successivo.

b. **Procedure programmate: gli** interventi chirurgici, gli esami o altre procedure sono descritti in dettaglio.

c. **Situazioni speciali:** viene evidenziato qualsiasi evento o situazione che richieda un'attenzione particolare, sia che si tratti di casi medici complessi o di situazioni psicosociali delicate.

d. **Istruzioni:** tutto ciò che riguarda i trattamenti in corso, eventuali aggiustamenti, protocolli specifici da seguire, ecc.

3. Controllo dell'apparecchiatura :
Il team in entrata si assicura che tutte le attrezzature necessarie siano disponibili, operative e correttamente rifornite.

4. Comunicazioni interdisciplinari:
A seconda delle esigenze, si possono organizzare incontri specifici con altri professionisti (medici, fisioterapisti, psicologi, ecc.) per migliorare il coordinamento delle cure.

5. Aggiornare le cartelle cliniche dei pazienti:
Ogni trasmissione deve essere registrata nella cartella del paziente per garantire la tracciabilità e la continuità delle informazioni.

6. Domande e chiarimenti:
Prima che il team uscente lasci il reparto, il team entrante ha l'opportunità di fare domande, chiedere chiarimenti o discutere questioni specifiche.

7. Coordinamento con la direzione di linea:
In alcuni casi, potrebbe essere necessario un incontro rapido con il dirigente sanitario o il capo dipartimento per discutere di questioni organizzative o di situazioni specifiche.

Il passaggio di consegne è un rituale organizzato, strutturato e rigoroso che riflette l'impegno del team medico e paramedico per la qualità e la sicurezza delle cure. Questo passaggio di consegne non solo assicura un'assistenza ottimale al paziente, ma rafforza anche la coesione e la comunicazione all'interno del team.

Gestione delle emergenze

Gestire le emergenze in un reparto di maternità-ginecologia è un'abilità essenziale, in quanto si tratta di situazioni in cui la vita della madre, del feto o del neonato può essere a rischio. Queste emergenze possono andare da un'emorragia inspiegabile durante la gravidanza a una sofferenza fetale acuta. Il modo in cui queste situazioni vengono gestite può avere conseguenze profonde, non solo sui risultati medici, ma anche sul benessere emotivo delle pazienti e delle loro famiglie.

1. Identificazione rapida dell'emergenza:
a. **Triage:** tutti i pazienti che arrivano in emergenza vengono valutati rapidamente per determinare la gravità della loro situazione.
b. **Segni vitali:** il monitoraggio immediato dei segni vitali è essenziale per valutare le condizioni del paziente.
c. **Interrogatorio:** una rapida raccolta di informazioni sulla natura dell'emergenza, la sua evoluzione e altri dettagli rilevanti.

2. Protocolli di emergenza specifici:
a. **Emorragia ostetrica:** gestione rapida per identificare la causa e intervenire.
b. **Distress fetale:** monitoraggio, valutazione e, se necessario, parto d'emergenza.
c. **Preeclampsia grave:** identificazione e gestione delle crisi ipertensive e delle complicanze associate.

d. **Rottura prematura delle membrane:** valutazione e gestione adattata al termine e alle condizioni del feto.

3. Mobilitazione delle risorse :
a. **Chiamare i team di specialisti:** a seconda della natura dell'emergenza, si possono mobilitare rapidamente anestesisti, pediatri, chirurghi, ecc.
b. **Preparazione della stanza:** che si tratti di una sala parto, di una sala operatoria o di un'unità di terapia intensiva.

4. Comunicazione :
a. All'interno **del team: una** comunicazione chiara ed efficace tra i professionisti è essenziale per un'assistenza ottimale.
b. **Con la paziente e la sua famiglia:** fornire informazioni chiare, rassicurare, se possibile, e ottenere i consensi necessari.

5. Follow-up post-emergenza:
a. **Valutazione clinica:** assicurarsi che il paziente e il neonato siano stabilizzati.
b. **Supporto psicologico: le** emergenze possono essere traumatiche; il supporto emotivo è fondamentale per i pazienti e le loro famiglie.
c. **Debriefing del team:** una valutazione della risposta all'emergenza, identificando i punti di forza e le aree da migliorare.

6. Formazione e simulazione:
a. **Esercitazioni regolari:** organizzare emergenze simulate per preparare il team a reagire efficacemente in una situazione reale.
b. **Aggiornamenti sui protocolli: si** assicuri che l'intero team sia informato sulle ultime raccomandazioni e tecniche.

La gestione delle emergenze in maternità e ginecologia è una vera sfida, che richiede abilità, reattività, collaborazione e compassione. La preparazione, la formazione continua e la capacità di lavorare in team sono le chiavi per garantire la migliore assistenza possibile in questi momenti critici.

Capitolo 3

TRATTAMENTI SPECIFICI IN OSTETRICIA

Follow-up della gravidanza

Il monitoraggio della gravidanza è un processo essenziale che assicura il benessere della madre e del nascituro. È un periodo in cui il corpo della donna subisce enormi cambiamenti fisiologici e un attento monitoraggio può rilevare eventuali complicazioni e garantire un esito favorevole sia per la madre che per il bambino. Ecco uno sguardo al processo di monitoraggio della gravidanza in Maternità-Ginecologia:

1. La prima consultazione :
a. **Conferma della gravidanza:** di solito con un test di gravidanza sul sangue.
b. **Stima della data del concepimento:** dall'ultimo ciclo mestruale o tramite ecografia.
c. **Anamnesi medica:** patologie preesistenti, interventi chirurgici precedenti, farmaci, allergie.
d. **Educazione e consulenza:** su alimentazione, attività fisica, fumo, alcol e altre abitudini di vita.

2. Monitoraggio trimestrale:
Ogni trimestre è cruciale e ha i suoi requisiti specifici di monitoraggio.
a. **Primo trimestre: si** concentra sui rischi di aborto spontaneo, sul rilevamento di gravidanze ectopiche e sul monitoraggio di nausea e vomito.
b. **Secondo trimestre: questo è** generalmente un periodo più facile, in cui l'enfasi è sulla crescita fetale e sulla valutazione anatomica del feto mediante l'ecografia morfologica.
c. **Terzo trimestre:** monitoraggio della posizione del bambino, valutazione del benessere fetale, rilevamento dei primi segni del parto.

3. Test aggiuntivi :
a. **Ecografie:** di solito ne vengono effettuate almeno tre per valutare la crescita, l'anatomia e il benessere del feto.
b. **Esami del sangue:** per rilevare anomalie cromosomiche, monitorare i livelli di ferro, verificare la presenza di anticorpi, ecc.
c. **Test per il diabete gestazionale:** per rilevare un'eventuale intolleranza al glucosio durante la gravidanza.
d. **Amniocentesi o biopsia del trofoblasto:** se c'è un alto rischio di anomalie genetiche o cromosomiche.

4. Consultazioni specialistiche:
a. **In caso di gravidanza ad alto rischio:** follow-up da parte di un'ostetrica specializzata o in un'unità di medicina materno-fetale.
b. **Per le gravidanze multiple:** gestire le particolarità e i rischi associati alle gravidanze gemellari o multiple.

5. Preparazione al parto :
a. **Corsi di preparazione al parto:** respirazione, rilassamento, posizioni del parto, allattamento, ecc.
b. **Visita al reparto maternità:** per familiarizzare con l'ambiente in cui avverrà il parto.

6. Gestire le preoccupazioni e i sintomi:
a. **Consigli sui disturbi più comuni:** Dolore alla schiena, gambe pesanti, bruciore di stomaco.
b. **Supporto emotivo:** per gestire l'ansia o gli sbalzi d'umore e per prepararsi alla transizione verso la genitorialità.

7. Consultazione postnatale:
Dopo il parto, un consulto è essenziale per assicurarsi che la madre si stia riprendendo bene fisicamente ed emotivamente, per discutere di contraccezione e per pianificare l'assistenza pediatrica.

Il monitoraggio della gravidanza è un processo di collaborazione tra la donna incinta e il suo team medico, volto a garantire una gravidanza sana e a preparare al meglio l'arrivo di un nuovo essere.

Esami prenatali

Gli esami prenatali svolgono un ruolo fondamentale nel monitoraggio della salute della madre e del feto durante la gravidanza. Consentono di individuare eventuali complicazioni, di valutare la crescita e lo sviluppo del feto e di rassicurare i futuri genitori. Ecco una presentazione dettagliata degli esami prenatali comunemente eseguiti nelle cliniche di maternità e ginecologia:

1. Esami del sangue :
a. **Gruppo sanguigno e Rhesus:** per determinare il gruppo sanguigno della madre e il fattore Rh. Questo è essenziale per prevenire le complicazioni legate all'incompatibilità Rh.
b. **Screening dell'anemia:** misurando l'emoglobina e il ferro sierico.
c. **Screening delle infezioni:** test per toxoplasmosi, rosolia, HIV, epatite B e C e sifilide.
d. **Test del diabete gestazionale:** solitamente effettuato tra la 24esima e la 28esima settimana di gravidanza, questo test rileva l'intolleranza al glucosio durante la gravidanza.
e. **Screening della trisomia 21: utilizzando** il test del collo traslucido abbinato ai marcatori ematici.

2. Scansioni a ultrasuoni:
a. **Ecografia del primo trimestre:** effettuata tra l'11esima e la 14esima settimana, conferma la vitalità e la datazione della gravidanza, misura la translucenza nucale e, se necessario, rileva le gravidanze multiple.

b. **Ecografia morfologica del secondo trimestre:** effettuata tra la 20esima e la 24esima settimana, valuta l'anatomia fetale, la posizione della placenta, il volume del liquido amniotico e la crescita fetale.

c. **Ecografia del terzo trimestre:** generalmente effettuata tra la 32esima e la 36esima settimana, monitora la crescita fetale, la quantità di liquido amniotico, la posizione del bambino e lo stato della placenta.

3. Altri test specifici :

a. **Amniocentesi:** prelievo di una piccola quantità di liquido amniotico per esaminare le cellule fetali, spesso raccomandato nei casi di aumentato rischio di anomalie genetiche o cromosomiche.

b. **Biopsia del trofoblasto:** prelievo di un piccolo campione di placenta con lo stesso scopo dell'amniocentesi, ma effettuato prima della gravidanza.

c. **Monitoraggio fetale:** registrazione del battito cardiaco del feto per valutarne il benessere, spesso utilizzato al termine della gravidanza o in caso di complicazioni.

d. **Test al blu di metilene: nei casi di** sospetta rottura prematura delle membrane, questo test rileva la presenza di liquido amniotico nelle secrezioni vaginali.

4. Consultazioni mediche:

a. **Consulenza genetica:** viene offerta se c'è un'anamnesi familiare o se gli esami suggeriscono un rischio di anomalia genetica.

b. **Consultazione con uno specialista: in** caso di patologie specifiche o di gravidanze ad alto rischio, può essere necessario un consulto con un medico ostetrico o materno-fetale specializzato.

Gli esami prenatali forniscono un quadro completo e dettagliato dell'andamento della gravidanza. Sono fondamentali per anticipare e prevenire possibili complicazioni, assicurando una gravidanza serena e un parto sicuro sia per la madre che per il bambino.

Monitoraggio del benessere fetale

Il monitoraggio del benessere fetale è essenziale durante la gravidanza e il parto. L'obiettivo è quello di assicurarsi che il feto si stia sviluppando normalmente e che riceva l'ossigeno e i nutrienti di cui ha bisogno per crescere. Qualsiasi segno di sofferenza può indicare un problema che richiede un intervento. Ecco una panoramica dettagliata dei metodi e dei motivi del monitoraggio del benessere fetale in Maternità e Ginecologia:

1. Perché monitorare il benessere fetale?
a. **Rilevare l'ipossia fetale:** l'ipossia è una mancanza di ossigeno. Può avere varie cause, come un problema con la placenta o il cordone ombelicale, o una contrazione uterina prolungata.
b. **Valutare la reazione del feto alle contrazioni:** Durante il parto, le contrazioni possono talvolta causare stress al feto. Il monitoraggio aiuta a garantire che il bambino le tolleri bene.
c. **Identificare le gravidanze ad alto rischio:** alcune condizioni, come l'ipertensione o il diabete, possono mettere a rischio il feto e richiedere un maggiore monitoraggio.

2. Metodi di monitoraggio comuni:
a. **Ecografia Doppler:** valuta il flusso sanguigno nel cordone ombelicale, nel cervello fetale e in altri organi, per garantire che il feto riceva ossigeno e nutrienti sufficienti.
b. **Monitoraggio cardiotocografico (CTG):** registra il battito cardiaco fetale e le contrazioni uterine. Due sensori posizionati sull'addome della madre catturano le informazioni.

c. **Test da sforzo:** induce contrazioni per valutare la reazione del feto. Se la frequenza cardiaca fetale diminuisce dopo una contrazione, ciò può indicare un problema.

d. **Test di non stress (NST):** registra la frequenza cardiaca del feto in movimento. Un feto sano dovrebbe avere un aumento della frequenza cardiaca quando si muove.

e. **Misurazione del liquido amniotico:** una quantità adeguata di liquido amniotico è essenziale per il benessere del feto. Spesso viene valutato con gli ultrasuoni.

3. Cosa fare in caso di problemi

a. **Cambiare posizione:** se il feto mostra segni di stress, cambiare la posizione della madre può aiutare a migliorare il flusso sanguigno all'utero e al feto.

b. **Somministrazione di ossigeno:** se il feto mostra segni di ipossia, la somministrazione di ossigeno alla madre può contribuire ad aumentare l'apporto di ossigeno al feto.

c. **Idratazione:** la disidratazione può causare contrazioni. L'idratazione, spesso per via endovenosa, può ridurre le contrazioni e migliorare il benessere del feto.

d. **Parto cesareo d'emergenza:** se gli altri interventi non riescono a migliorare il benessere del feto, può essere necessario un parto cesareo.

Il monitoraggio del benessere fetale è una parte essenziale dell'assistenza prenatale e del parto. Assicura che il feto si sviluppi in un ambiente ottimale e consente un intervento rapido in caso di problemi, garantendo il miglior risultato per la madre e il bambino.

Gestire il parto

La gestione del parto è una fase cruciale e multidimensionale della maternità e della ginecologia. Richiede un coordinamento ottimale delle équipe mediche e paramediche, competenze cliniche e la capacità di rispondere rapidamente a circostanze impreviste. Ecco una panoramica sulla gestione del parto, dai primi segnali al parto:

1. Segnali di avvertimento del parto :
a. **Contrazioni:** regolari e di intensità crescente, sono il segno che il travaglio sta iniziando.
b. **Rottura delle membrane:** comunemente nota come "rottura delle acque", si verifica quando il sacco amniotico si rompe.

2. Ricovero nel reparto di maternità:
a. **Valutazione iniziale:** controllare i segni vitali della madre, ascoltare il battito cardiaco fetale e valutare la cervice (dilatazione, effusione, posizione).
b. **Stabilire il piano di nascita:** discutere i desideri e le preferenze della madre riguardo al parto, rimanendo flessibili in caso di necessità mediche.

3. Fase attiva del travaglio:
a. **Gestione del dolore:** opzioni che includono epidurale, analgesici, rilassamento, massaggio e altri metodi non medicinali.
b. **Monitoraggio del benessere fetale:** uso del cardiotocografo per monitorare il battito cardiaco del bambino e le contrazioni della madre.
c. **Supporto emotivo e fisico:** presenza di un'ostetrica, di un medico, di un partner o di una doula che accompagni la madre durante tutto il processo.

4. Fase di transizione e di espulsione:
a. **Incoraggiare le spinte:** una volta che la cervice è completamente dilatata, è il momento per la madre di spingere.

b. **Esame e prevenzione:** prevenzione delle lacerazioni con tecniche come impacchi caldi, massaggi e, se necessario, episiotomia.

5. Nascita e accoglienza del neonato :
a. **Primo soccorso:** il bambino viene valutato, pulito e riceve le prime cure, come il taglio del cordone ombelicale.
b. **Pelle a pelle:** se possibile, il bambino viene appoggiato direttamente sul petto della madre per favorire il legame e l'inizio dell'allattamento.
c. **Controllo della madre:** dopo il parto, l'équipe medica controlla le condizioni della madre, verificando che non abbia emorragie e aiutandola a espellere la placenta.

6. Follow-up immediato post-partum :
a. **Monitoraggio medico:** controlli regolari dei segni vitali della madre, dei salassi e delle condizioni generali.
b. **Sostegno all'allattamento al seno:** Assistenza per impostare un allattamento al seno di successo, se questa è la scelta della madre.

7. Contingenze e interventi specifici :
a. **Parto cesareo: viene** effettuato quando il parto vaginale presenta dei rischi per la madre o per il feto.
b. **Uso del forcipe o della ventosa:** in alcuni casi in cui il bambino ha bisogno di un aiuto supplementare per nascere.
L'assistenza al parto è un processo profondamente collaborativo, che richiede armonia tra la madre, il bambino e l'équipe medica. Combina scienza, arte e intuizione per garantire la sicurezza e il benessere della madre e del suo neonato.

Preparare la stanza

La preparazione della sala, che si tratti di un parto, di un'operazione ginecologica o di un esame prenatale, è un passo essenziale per garantire la sicurezza e il benessere della paziente e del bambino. Questa preparazione richiede rigore, metodo e perfetta conoscenza delle esigenze specifiche di ogni procedura. Ecco come viene preparata la sala in Maternità-Ginecologia:

1. Valutazione delle esigenze:
a. **Tipo di procedura:** a seconda che si tratti di un parto naturale, di un taglio cesareo, di un intervento chirurgico ginecologico o di un esame prenatale, l'attrezzatura e i materiali necessari possono variare.
b. **Particolarità del paziente:** qualsiasi condizione medica specifica, come un'allergia, può richiedere modifiche alla preparazione.

2. Pulizia e disinfezione :
a. **Pulizia accurata:** garantire una pulizia impeccabile per evitare infezioni.
b. **Disinfezione: utilizzi** disinfettanti medici per eliminare germi e batteri, concentrandosi sulle superfici toccate di frequente.

3. Impostazione dell'apparecchiatura :
a. **Apparecchiature di monitoraggio:** installazione di cardiotocografo, misuratore di ossigeno e altre apparecchiature di monitoraggio.
b. **Apparecchiature operative: gli** strumenti chirurgici, gli impacchi, le suture, ecc. devono essere disposti in modo ordinato e facilmente raggiungibili.
c. **Preparativi per l'anestesia:** se è prevista l'anestesia, viene messa a punto l'attrezzatura necessaria, come l'epidurale.

4. Preparazione del letto :
a. **Lenzuola sterili:** lenzuola pulite e, se necessario, sterili.
b. **Posizionamento dei cuscini:** per aiutare il paziente a sentirsi a proprio agio durante la procedura o l'esame.

5. Controllo della luce :
a. **Regolazione dell'illuminazione:** garantire un'illuminazione ottimale, soprattutto se sono previste procedure chirurgiche specifiche.
b. **Lampade di riserva:** se necessario, sono disponibili lampade mobili.

6. Installazione dei materiali di consumo:
a. **Guanti, maschere, cappucci:** Accessibili a tutto il personale.
b. **Siero, farmaci, siringhe:** preparati in base alla procedura e alle esigenze del paziente.

7. Installazione di apparecchiature specifiche:
a. **Pompa di aspirazione:** pronta per essere utilizzata per il parto o l'intervento chirurgico.
b. **Tavolo di consegna:** Posizionato e regolato come richiesto.
c. **Carrello di emergenza:** nelle vicinanze, con tutti i farmaci e le attrezzature necessarie per rispondere a un'emergenza.

8. Finalizzazione :
a. **Controllo finale: si assicuri** che non sia stato dimenticato nulla e che tutto sia funzionante.
b. **Creare un'atmosfera rilassante:** Musica soft, illuminazione soffusa o qualsiasi altro elemento che possa rendere l'esperienza più piacevole per il paziente, a seconda delle preferenze e della situazione.

In Maternità-Ginecologia, la preparazione della sala è molto più di una semplice routine. Riflette l'attenzione ad ogni dettaglio, garantendo sicurezza, efficienza e comfort durante una delle esperienze più memorabili della vita di una donna.

Supporto durante il lavoro

L'assistenza durante il travaglio è una parte fondamentale dell'esperienza del parto. Non si limita alla sola assistenza medica, ma comprende anche il supporto emotivo, fisico e informativo. L'obiettivo è fornire un ambiente rassicurante e sicuro, che rispetti i desideri della futura mamma. Ecco come funziona durante la fase del travaglio:

1. Accoglienza e valutazione iniziale :
a. **Ascolto attivo:** stabilire un dialogo aperto con la donna per capire le sue aspettative, paure e necessità.
b. **Valutazione medica:** controllo dei segni vitali, ascolto del battito cardiaco fetale e valutazione del progresso del travaglio.

2. Supporto emotivo :
a. **Rassicurare il paziente:** Sia una presenza calma e rassicurante, rispondendo alle domande e fugando le preoccupazioni.
b. **Creare un ambiente sereno:** regolare l'illuminazione, diffondere musica soft o offrire altri comfort in base ai desideri della madre.

3. Supporto fisico :
a. **Tecniche di rilassamento:** offrire massaggi, impacchi caldi o altre tecniche per ridurre il dolore.
b. **Incoraggiare il movimento:** Aiutare la donna a cambiare posizione per facilitare l'avanzamento del travaglio o per alleviare il dolore.

c. **Idratazione e alimentazione: si assicuri** che la donna rimanga idratata e, secondo le raccomandazioni mediche, le offra piccoli spuntini.

4. Tecniche di respirazione :
a. **Guida alla respirazione:** incoraggiare la donna ad adottare tecniche di respirazione profonda o ritmica per gestire il dolore delle contrazioni.

5. Informazione e comunicazione :
a. **Spiegazioni continue:** informare la donna di ogni fase, di ciò che può aspettarsi e delle decisioni mediche prese.
b. **Inclusione nelle decisioni:** coinvolgere la donna e il suo partner nelle scelte terapeutiche, rispettando il piano di nascita stabilito, se possibile.

6. Uso di mezzi non farmacologici per gestire il dolore:
a. **Bagni caldi:** usi un bagno o una doccia per aiutarla a rilassarsi.
b. **Accompagnamento da parte di una doula:** se la donna lo desidera, una doula può fornire un ulteriore supporto durante il travaglio.

7. Supporto medico :
a. **Somministrazione di analgesici:** se desiderato e appropriato, offra farmaci antidolorifici.
b. **Monitoraggio:** garantire la sicurezza della madre e del bambino monitorando regolarmente i segni vitali e l'andamento del travaglio.

8. Essere presenti e ascoltare:
a. **Rimanere attenti:** anche nei momenti di riposo, si assicuri che la donna sappia di non essere sola e di essere sostenuta.

La fase del travaglio è spesso intensa, ricca di emozioni e sfide. Un supporto attento, rispettoso e competente può fare la differenza per la madre, trasformando la sua esperienza di parto in un ricordo positivo e rafforzando il legame tra lei, il suo bambino e il team di assistenza.

Assistenza post-parto
e supporto per le madri

Il periodo immediatamente successivo al parto, spesso indicato come i 'quattro trimestri' della gravidanza, è un momento critico sia per la madre che per il neonato. Dopo il parto, la donna attraversa molti adattamenti fisici ed emotivi, mentre il neonato si adatta alla vita fuori dall'utero. Il sostegno post-parto, incentrato sul benessere della madre e del bambino, è essenziale per garantire una transizione serena alla maternità. Ecco i gesti e il sostegno offerti alla madre dopo il parto:

1. Valutazione iniziale :
a. **Controllo dei cogni vitali:** controllare regolarmente la temperatura, il polso, la pressione sanguigna e la respirazione della madre.
b. **Valutazione dell'utero:** assicurarsi che l'utero si contragga correttamente per evitare un'emorragia eccessiva.

2. Sostegno all'allattamento al seno:
a. **Allattamento precoce:** incoraggiare la madre ad attaccare il bambino al seno entro la prima ora dalla nascita, per favorire l'allattamento al seno.
b. **Consigli e tecniche:** assistere la madre nel posizionamento e nell'allattamento e rispondere alle domande sull'allattamento.

3. Cura dei punti di sutura o del parto cesareo:
a. **Pulizia e controllo: mantenga la** ferita pulita e osservi i segni di infezione.

b. **Fornire analgesici:** somministrare farmaci antidolorifici in base alle esigenze della madre.

4. Monitoraggio dell'emorragia:
a. **Controllare la lochia:** Controllare la quantità e l'aspetto dell'emorragia per assicurarsi che sia nei limiti della normalità.

5. Supporto emotivo :
a. **Ascoltare e rassicurare:** riconoscere le emozioni della madre e offrire sostegno psicologico, in particolare in caso di "baby blues" o di segni di depressione post-partum.
b. **Incoraggiare il contatto pelle a pelle:** questo favorisce il legame madre-bambino, regola la temperatura del bambino e favorisce l'allattamento al seno.

6. Educazione post-partum :
a. **Consigli sulla cura del bambino:** informare la madre sulle nozioni di base dell'assistenza neonatale, come il bagno, il cambio del pannolino, ecc.
b. **Consigli sul recupero fisico:** fornire informazioni sull'esercizio fisico post-partum, sull'alimentazione, sul sonno e sulla ripresa delle attività.

7. Supporto per la mobilità :
a. **Aiutare la** madre ad alzarsi: assisterla quando si muove per la prima volta per evitare che cada o che soffra di vertigini.
b. **Incoraggiare la camminata:** una camminata precoce può aiutare a prevenire la trombosi e a facilitare il recupero.

8. Consigli sulla contraccezione :
a. **Discussione delle opzioni:** informare la madre sui diversi metodi contraccettivi disponibili e su come utilizzarli nel post-partum.

9. Prepararsi a tornare a casa:

a. **Fornire risorse:** fornire informazioni sui gruppi di sostegno, sulle consulenze per l'allattamento e sulle altre risorse disponibili nella comunità.

b. **Promemoria degli appuntamenti:** Assicurarsi che la madre abbia un follow-up post-partum con il ginecologo o l'ostetrica.

Il periodo post-natale è un momento di transizione in cui le madri hanno bisogno di sostegno, informazioni e cure adeguate. La comprensione e il supporto degli operatori sanitari svolgono un ruolo essenziale nell'aiutare la madre ad adattarsi al suo nuovo ruolo e a garantire il benessere del bambino.

Assistenza post-parto

L'assistenza post-parto è essenziale per garantire un recupero ottimale della madre dopo il parto e per monitorare la salute e il benessere del neonato. Questo periodo, che va dalle ore successive al parto alle sei settimane successive, comprende vari aspetti della salute fisica ed emotiva. Ecco una panoramica delle cure da prestare durante questo periodo cruciale:

1. Controllo medico della madre:

a. **Valutazione dei segni vitali:** monitoraggio regolare per individuare eventuali complicazioni.

b. **Osservazione dell'utero:** verificare che l'utero ritorni alle sue dimensioni normali e si contragga bene per ridurre l'emorragia.

c. **Monitorare le emorragie (lochia):** Assicurarsi che diminuiscano gradualmente.

d. **Esame delle suture:** in caso di episiotomia o di parto cesareo.

2. Allattamento e cura del seno :

a. **Assistenza all'allattamento:** aiutare la madre a posizionarsi e ad allacciarsi.

b. **Monitoraggio del capezzolo:** cercare segni di irritazione, screpolature o infezioni.

c. **Consigli sull'allattamento:** informare la madre sulle sensazioni attese e su come gestire l'ingorgo.

3. Salute emotiva :

a. **Screening per il "baby blues" e la depressione post-partum:** fornire supporto e indirizzare a uno specialista, se necessario.

b. **Ascolto e sostegno psicologico:** creare uno spazio in cui la madre possa esprimere i suoi sentimenti e le sue preoccupazioni.

4. Cura del perineo:

a. **Igiene:** consigli sulla pulizia e la disinfezione.

b. **Esercizi di Kegel:** incoraggiare la riabilitazione perineale per rafforzare i muscoli del pavimento pelvico.

5. Contraccezione :

a. **Discussione e orientamento:** discutere il tema della contraccezione post-partum e aiutare la madre a scegliere un metodo adeguato.

6. Assistenza al neonato :

a. **Monitoraggio dei segni vitali:** garantire la salute e il benessere del bambino.

b. **Sostegno all'allattamento al seno:** Assicurarsi che il bambino si agganci bene e aumenti di peso.

c. **Cura del cordone ombelicale:** consigli sulla pulizia e sul monitoraggio dei segni di infezione.

7. Attività fisica e recupero :

a. **Mobilitazione precoce:** incoraggiare la madre a camminare per migliorare la circolazione.

b. **Consigli sugli esercizi post-parto:** fornire informazioni sulle attività adatte a rafforzare il corpo dopo il parto.

8. Follow-up medico :
a. **Consultazioni post-natali:** follow-up regolare per controllare la salute della madre e del bambino.
b. **Vaccinazioni ed esami per il neonato:** somministrare le vaccinazioni raccomandate ed eseguire esami come il test di Guthrie.

Il periodo post-partum è un momento di grande cambiamento e adattamento sia per la madre che per il bambino. Un approccio completo e attento all'assistenza durante questo periodo è essenziale per garantire il loro benessere e porre le basi per una maternità sana e soddisfacente.

Monitoraggio della madre

Il monitoraggio post-parto della madre è fondamentale per prevenire e identificare rapidamente le complicazioni che possono insorgere dopo il parto. Questo periodo, generalmente considerato come le sei settimane successive al parto, è caratterizzato da importanti adattamenti fisiologici ed emotivi. Ecco una descrizione dettagliata di come monitorare la madre durante questo periodo:

1. Sorveglianza fisica :
a. Segni vitali :
- **Temperatura:** verificare la presenza di febbre, un potenziale segno di infezione.
- **Polso e pressione sanguigna: per** rilevare segni di emorragia o altre complicazioni cardiovascolari.
- **Respirazione: si** assicuri di respirare regolarmente e di non avere difficoltà a respirare.

b. Utero :
- Palpazione regolare per assicurarsi che sia ben contratto e che ritorni alle sue dimensioni normali.
- Cercate un dolore anomalo che potrebbe indicare un'infezione o la presenza di residui di placenta.
c. Sanguinamento (lochia) :
- Valutazione della quantità, del colore e dell'odore per verificare che siano normali.
- Monitoraggio dei coaguli di sangue.
d. Perineo e suture:
- Ispezione dell'area perineale per verificare la presenza di segni di infezione, edema o ecchimosi.
- In caso di episiotomia o strappo: controllare l'integrità dei punti e la guarigione.
e. Seno :
- Palpazione per cercare ingorghi o masse.
- Ispezione dei capezzoli per verificare la presenza di crepe, erosioni o segni di infezione.
f. Minzione e funzioni intestinali:
- Si assicuri di urinare regolarmente e senza dolore.
- Monitoraggio della stitichezza, delle emorroidi o del dolore durante la defecazione.

2. Sorveglianza emotiva:
a. Valutazione dell'umore:
- Individuare i segni del "baby blues" o della depressione post-partum.
- Offrire uno spazio alla madre per condividere i suoi sentimenti e le sue preoccupazioni.
b. Sonno e riposo :
- Si assicuri che la madre riposi a sufficienza.
- Discutere le tecniche per gestire la stanchezza e la privazione del sonno.
c. Supporto e interazione sociale:
- Valutazione della rete di supporto della madre.
- Incoraggiare la comunicazione e la connessione con i propri cari.

3. Altri commenti :

a. Dolore :

- Valutazione regolare del dolore e regolazione degli analgesici come richiesto.

b. Mobilità :

- Incoraggiare la mobilizzazione precoce per promuovere la circolazione e prevenire la trombosi.

- Monitoraggio dei segni di vertigini o debolezza durante la mobilizzazione.

Il monitoraggio post-partum è un processo continuo, personalizzato per ogni singola madre. Richiede un'attenzione particolare e una comunicazione aperta tra la madre e gli operatori sanitari, per garantire il benessere e la sicurezza della madre dopo il parto.

Sostegno all'allattamento al seno

Il sostegno all'allattamento al seno è una parte essenziale dell'assistenza post-partum. Un allattamento al seno di successo ha molti vantaggi sia per la madre che per il bambino, tra cui una migliore nutrizione per il neonato, un rischio ridotto di alcune malattie e un legame emotivo più forte tra madre e figlio. Tuttavia, l'allattamento al seno può anche presentare delle sfide. Un sostegno adeguato e una consulenza competente possono fare la differenza per aiutare madre e figlio a vivere un'esperienza positiva di allattamento al seno. Ecco una panoramica delle principali considerazioni sul sostegno all'allattamento al seno:

1. Stabilire l'allattamento al seno :

a. **Il primo allacciamento:** incoraggiare il bambino ad allacciarsi entro la prima ora dal parto, favorendo così il riflesso di eiezione del latte e la produzione di colostro.

b. **Posizionamento e aggancio:** si assicuri che il bambino si agganci correttamente per facilitare una poppata efficace e prevenire il dolore al capezzolo.

c. **Riconoscere i segnali di fame:** aiutare la madre a riconoscere quando il suo bambino vuole succhiare, come ad esempio quando succhia le dita o si agita.

2. Superare gli ostacoli:
a. **Ingorgo:** consigliare i modi per prevenire e trattare l'ingorgo, come un massaggio delicato, impacchi caldi prima dell'allattamento e impacchi freddi dopo.
b. **Dolore ai capezzoli:** esaminare i capezzoli per verificare la presenza di segni di irritazione, screpolatura o infezione e fornire raccomandazioni per un trattamento appropriato.
c. **Forte riflesso di eiezione:** offrire strategie per gestire un flusso di latte troppo rapido, come cambiare posizione durante l'allattamento.
d. **Esigenze nutrizionali:** sottolineare l'importanza di una dieta equilibrata per la madre e suggerire gli alimenti che aiutano la produzione di latte.

3. Incoraggiare la perseveranza :
a. **Frequenza delle poppate:** spiegare che l'allattamento a richiesta, senza limiti di tempo, favorisce una buona produzione di latte.
b. **Esprimere il latte:** imparare a spremere il latte manualmente o con un tiralatte in caso di separazione madre-neonato o per alleviare l'ingorgo.
c. **Risorse e sostegno:** faccia riferimento a gruppi di sostegno per l'allattamento, a consulenze con un consulente per l'allattamento o a risorse online.

4. Salute e benessere emotivo:
a. **Rafforzare il legame madre-neonato:** Sottolineare i benefici emotivi dell'allattamento al seno sia per la madre che per il bambino.
b. **Gestire lo stress e la stanchezza:** suggerire tecniche di rilassamento, strategie per riposare e l'importanza di una buona idratazione.

c. **Fiducia in se stessi:** valorizzare i successi della madre e ricordare che ogni esperienza di allattamento è unica.

Il sostegno all'allattamento al seno richiede un approccio olistico, incentrato sia sulla madre che sul bambino. Una comunicazione aperta, un incoraggiamento positivo e consigli pratici possono aiutare a superare le sfide e a garantire un'esperienza di allattamento gratificante sia per la madre che per il bambino.

Capitolo 4

ASSISTENZA GINECOLOGICA

Consultazioni
Problemi ginecologici comuni

• Procedure chirurgiche

Il reparto di ginecologia è anche un luogo in cui vengono eseguite diverse procedure chirurgiche, sia per motivi medici che per motivi legati alla riproduzione o alla salute sessuale. Ecco un'esplorazione delle procedure chirurgiche comunemente eseguite in questo reparto e cosa significa per il personale medico, in particolare per le infermiere.

1. Tipi di intervento chirurgico:

a. **Isterectomia: si tratta dell'**asportazione dell'utero, che può essere totale, parziale o radicale, a seconda della patologia di base.

b. **Miomectomia:** si tratta di un intervento chirurgico per rimuovere i fibromi, tumori benigni che si sviluppano nell'utero.

c. **Ovariectomia:** rimozione di una o entrambe le ovaie, di solito a causa di cisti, tumori o rischi genetici.

d. **Curettage:** raschiamento della parete dell'utero per rimuovere il tessuto anomalo, spesso dopo un aborto spontaneo.

e. **Chirurgia del prolasso pelvico:** riparazione chirurgica degli organi pelvici che collassano a causa della debolezza muscolare.

f. **Laparoscopia: una** tecnica chirurgica meno invasiva che utilizza una piccola telecamera e strumenti speciali per operare attraverso piccole incisioni.

2. Ruolo del personale medico:

a. Preparazione preoperatoria :
- Valutazione clinica del paziente.
- Consigli sulla procedura, sui rischi e sui benefici.
- Preparazione fisica, compresa l'igiene e il digiuno.

- Somministrazione di farmaci preoperatori.
b. Assistenza durante l'intervento chirurgico:
- Mantenere un ambiente sterile.
- Fornire gli strumenti chirurgici necessari.
- Monitoraggio costante dei segni vitali del paziente.
c. Assistenza post-operatoria :
- Monitoraggio del dolore, somministrazione di analgesici.
- Monitoraggio dei segni vitali e delle potenziali complicazioni.
- Aiutare il paziente a mobilitarsi, quando è opportuno.
- Fornire informazioni sull'assistenza domiciliare, sui segni di complicazioni e sulla data dell'appuntamento di follow-up.

3. Sfide e caratteristiche specifiche :
a. **Complessità delle operazioni:** ogni intervento ha le sue sfide, che richiedono competenze specifiche e il coordinamento del team.
b. **Supporto emotivo:** molti di questi interventi possono avere un impatto significativo sulla salute riproduttiva e sulla percezione della femminilità, richiedendo un supporto psicologico.
c. **Complicazioni potenziali:** sebbene siano rare, possono verificarsi complicazioni come infezioni, emorragie o reazioni all'anestesia, che richiedono un intervento tempestivo.
La ginecologia chirurgica è un campo complesso e delicato che richiede sia competenze tecniche che un approccio umano. La stretta collaborazione tra chirurghi, infermieri, anestesisti e altri membri dell'équipe medica è essenziale per garantire la sicurezza e il benessere della paziente prima, durante e dopo l'intervento.

• **Preparare il paziente**
La preparazione delle pazienti alla chirurgia ginecologica è un processo cruciale e multidimensionale, che garantisce non solo la loro sicurezza fisica, ma anche il loro benessere

mentale ed emotivo. Comprende aspetti medici, pratici e psicologici. Ecco un'esplorazione approfondita della preparazione del paziente nel contesto della ginecologia.

1. Valutazione medica :

a. **Anamnesi medica:** è fondamentale conoscere l'anamnesi medica del paziente, compresi gli interventi chirurgici precedenti, le allergie, le malattie croniche e i farmaci attuali.

b. **Esami preoperatori:** possono includere un esame del sangue, un elettrocardiogramma (ECG), una radiografia del torace e altri esami pertinenti a seconda del tipo di intervento.

c. **Consultazioni specialistiche:** In alcuni casi, può essere necessaria la valutazione di un cardiologo, di un anestesista o di un altro specialista.

2. Informazioni e consenso:

a. **Spiegare la procedura:** il paziente deve essere informato dettagliatamente sulla natura della procedura, la sua durata, le fasi coinvolte e gli strumenti utilizzati.

b. **Rischi e benefici:** tutte le procedure chirurgiche comportano dei rischi. È essenziale spiegare questi rischi al paziente, soppesando i benefici attesi.

c. **Consenso informato:** dopo aver ricevuto tutte le informazioni, il paziente deve accettare l'operazione firmando un modulo di consenso.

3. Preparazione fisica :

a. **Digiuno:** i pazienti devono generalmente digiunare per diverse ore prima dell'intervento, per evitare complicazioni legate all'anestesia.

b. **Igiene:** una doccia con sapone antisettico è spesso consigliata il giorno prima o la mattina dell'intervento.

c. **Rasatura:** potrebbe essere necessario rasare l'area chirurgica per evitare infezioni.

4. Preparazione psicologica :

a. **Sostegno emotivo:** l'attesa dell'intervento chirurgico può essere fonte di ansia. Offrire sostegno, ascolto e informazioni chiare può aiutare a rassicurare il paziente.

b. **Visite preoperatorie:** una visita con l'anestesista o il chirurgo prima dell'intervento può aiutare a rispondere alle domande dell'ultimo minuto e a fugare ogni preoccupazione.

5. Aspetti pratici :

a. **Abbigliamento e oggetti personali:** in genere è consigliabile indossare abiti larghi e comodi e lasciare a casa gioielli, piercing e oggetti di valore.

b. **Istruzioni post-operatorie:** è fondamentale pianificare in anticipo aspetti come il trasporto post-operatorio, i farmaci necessari e le disposizioni per l'assistenza a casa.

c. **Questioni amministrative: si assicuri** che tutti i documenti, compresi i moduli assicurativi e medici, siano in ordine.

Una preparazione adeguata della paziente prima dell'intervento ginecologico è fondamentale per il successo dell'operazione e per il benessere della paziente. Richiede una comunicazione aperta, un'attenzione meticolosa ai dettagli e un approccio incentrato sul paziente.

• Assistenza durante l'operazione

Assistere durante un'operazione, in particolare in ginecologia, è un compito delicato che richiede una combinazione di competenze tecniche, attenzione ai dettagli, comunicazione e collaborazione. Ogni membro dell'équipe chirurgica ha un ruolo specifico da svolgere per garantire un'operazione sicura ed efficace. Ecco un approfondimento sull'assistenza durante l'intervento di ginecologia.

1. Composizione dell'équipe chirurgica:

a. **Chirurgo:** la persona responsabile dell'operazione. Guida il team e prende le decisioni chiave durante l'intervento.

b. **Assistente chirurgico:** assiste il chirurgo fornendo strumenti, suturando e svolgendo altri compiti secondo le istruzioni del chirurgo.

c. **Anestesista:** somministra l'anestetico, monitora la risposta del paziente e si assicura che il paziente rimanga comodo e stabile durante l'intervento.

d. **Infermiere di sala operatoria (IBODE):** prepara la sala operatoria, sterilizza gli strumenti, assiste il chirurgo e si assicura che l'operazione si svolga senza problemi.

e. **Tecnico di sterilizzazione:** si assicura che tutti gli strumenti siano correttamente sterilizzati e pronti per l'uso.

2. Ruoli e responsabilità durante l'operazione:

a. **Preparazione della sala:** garantire un ambiente sterile, preparare gli strumenti necessari e calibrare le macchine.

b. **Comunicazione: una** comunicazione chiara e continua tra i membri del team è fondamentale. Ciò include il controllo degli strumenti, la conferma delle fasi chirurgiche e la segnalazione di eventuali problemi.

c. **Monitoraggio:** durante l'operazione, è fondamentale monitorare continuamente i segni vitali del paziente, la profondità dell'anestesia e altri parametri clinici.

d. **Assistenza tecnica:** fornire al chirurgo gli strumenti necessari, aspirare i fluidi, tagliare i fili e assistere nelle fasi delicate dell'operazione.

e. **Documentazione:** documentare ogni fase dell'intervento, compresi i farmaci somministrati, le misure adottate e le osservazioni degne di nota.

3. Aspetti specifici della ginecologia:

a. **Tecniche speciali:** alcune procedure ginecologiche, come la laparoscopia, richiedono competenze e attrezzature specifiche.

b. **Prevenzione delle infezioni:** Poiché le procedure ginecologiche sono spesso invasive, richiedono una maggiore vigilanza per prevenire le infezioni.

c. **Attenzione alle strutture anatomiche delicate: La** regione pelvica contiene molte strutture delicate. Occorre quindi prestare particolare attenzione per evitare qualsiasi danno.

4. Fine dell'operazione:

a. **Assicurare la continuità dell'assistenza: una volta** completata l'operazione, il paziente viene generalmente trasferito nella sala di rianimazione. Il team deve assicurarsi che il paziente sia stabile e ben assistito durante questa transizione.

b. **Debriefing:** spesso è utile che l'équipe chirurgica discuta brevemente dell'operazione, per identificare eventuali lezioni da imparare e per prepararsi a operazioni future.

Assistere durante un'operazione ginecologica è una responsabilità importante che richiede un coordinamento e un'abilità eccezionali. Ogni membro del team svolge un ruolo fondamentale nel garantire il successo dell'operazione e il benessere della paziente.

• Assistenza post-operatoria

L'assistenza post-operatoria svolge un ruolo essenziale nel processo di recupero dopo un intervento chirurgico ginecologico. Mira a promuovere un recupero rapido e senza complicazioni, a garantire il comfort della paziente e a prevenire i potenziali rischi associati all'intervento. Ecco una panoramica dettagliata dell'assistenza post-operatoria in ginecologia.

1. Monitoraggio clinico :

a. **Segni vitali:** dopo l'intervento, la frequenza cardiaca, la pressione sanguigna, la saturazione di ossigeno e la temperatura vengono monitorate regolarmente per rilevare eventuali anomalie.

b. **Monitoraggio del dolore:** la valutazione regolare dei livelli di dolore consente di adattare la gestione analgesica.

c. **Esame della ferita:** l'area operata viene ispezionata per individuare eventuali segni di infezione, ematoma o altre complicazioni.

2. Gestione del dolore :

a. **Analgesici: gli** analgesici vengono somministrati in base alle esigenze del paziente, evitando un eccesso di farmaci.

b. **Metodi non farmacologici:** oltre ai farmaci, si possono utilizzare la fisioterapia, gli impacchi caldi o freddi e le tecniche di rilassamento.

3. Mobilità e attività fisica :

a. **Incoraggiare il movimento:** a seconda della natura dell'intervento, il paziente viene incoraggiato a muoversi, camminare e svolgere attività leggere per evitare complicazioni come la trombosi venosa.

b. **Fisioterapia:** possono essere raccomandati esercizi specifici per favorire la riabilitazione e rafforzare i muscoli pelvici.

4. Supporto emotivo :

a. **Discussione e debriefing:** è fondamentale discutere dell'operazione e dei sentimenti e delle preoccupazioni post-operatorie del paziente.

b. **Supporto psicologico:** può essere raccomandato un follow-up psicologico, soprattutto se l'intervento chirurgico ha implicazioni importanti per la fertilità o la femminilità della paziente.

5. Nutrizione e idratazione :

a. **Reintroduzione graduale:** dopo l'intervento chirurgico, il cibo viene spesso reintrodotto gradualmente, iniziando con liquidi e poi con cibi morbidi.

b. **Idratazione:** garantire un'idratazione adeguata per promuovere la guarigione e prevenire la costipazione, un effetto collaterale comune dei farmaci analgesici.

6. Consigli e raccomandazioni:

a. **Consigli sull'igiene:** si possono dare istruzioni specifiche sulla doccia, sull'igiene intima e sulla cura delle ferite.

b. **Raccomandazioni sull'attività:** possono essere imposte limitazioni alle attività fisiche, ai rapporti sessuali e ad altri aspetti della vita quotidiana.

c. **Follow-up medico:** di solito vengono fissati appuntamenti di follow-up per valutare la guarigione, rimuovere le suture se necessario e discutere i risultati.

7. Prevenzione delle complicazioni:

a. **Trombosi venosa:** può essere raccomandato l'uso di calze compressive o la prescrizione di anticoagulanti.

b. **Infezione:** può essere prescritta una profilassi antibiotica, soprattutto se l'intervento è stato particolarmente invasivo.

c. **Costipazione:** possono essere prescritti lassativi leggeri, soprattutto se gli oppioidi vengono utilizzati per la gestione del dolore.

L'assistenza post-operatoria in ginecologia è una componente cruciale della gestione chirurgica, che garantisce la sicurezza, il comfort e il recupero ottimale della paziente dopo l'intervento.

Trattamento patologie ginecologiche

La gestione delle condizioni ginecologiche richiede un approccio completo e multidisciplinare, poiché queste condizioni non riguardano solo la salute fisica delle donne, ma anche il loro benessere emotivo e sociale. Ecco una panoramica sulla gestione di alcune condizioni ginecologiche comuni:

1. Fibromi uterini :
a. **Definizione:** tumori benigni del muscolo uterino, comuni nelle donne in età fertile.
b. **Sintomi:** possono causare sanguinamento abbondante, dolore pelvico, problemi urinari e problemi di fertilità.
c. **Trattamento :** Terapia ormonale, embolizzazione, miomectomia, isterectomia a seconda delle dimensioni, della posizione e dei sintomi.

2. Endometriosi :
a. **Definizione:** presenza di tessuto endometriale all'esterno dell'utero.
b. **Sintomi:** dolore pelvico cronico, dismenorrea, dispareunia e problemi di fertilità.
c. **Trattamento :** Farmaci antinfiammatori, terapia ormonale, chirurgia conservativa, persino isterectomia nei casi più gravi.

3. Cisti ovariche:
a. **Definizione:** sacche piene di liquido sull'ovaio o nell'ovaio.
b. **Sintomi:** spesso sono asintomatici, ma possono causare dolore pelvico, sensazione di pesantezza o irregolarità mestruali.
c. **Trattamento :** Monitoraggio, terapia ormonale, intervento chirurgico (cistectomia o ooforectomia) a seconda delle dimensioni e della natura della cisti.

4. Infezioni ginecologiche :
a. **Definizione:** infezioni che colpiscono gli organi riproduttivi femminili, come vaginiti, cerviciti o salpingiti.
b. **Sintomi:** prurito, bruciore, perdite anomale, dolore pelvico.
c. **Trattamento :** Antibiotici, antimicotici o antiparassitari a seconda della causa dell'infezione.

5. Tumori ginecologici: (cancro del collo dell'utero, cancro dell'endometrio, cancro dell'ovaio, ecc.)
a. **Definizione:** crescita maligna delle cellule degli organi riproduttivi femminili.
b. **Sintomi:** sanguinamento anomalo, dolore pelvico, gonfiore, problemi urinari o digestivi.
c. **Trattamenti :** Chirurgia, chemioterapia, radioterapia, terapie mirate, a seconda del tipo e dello stadio del tumore.

6. Disturbi mestruali: (amenorrea, dismenorrea, menorragia, ecc.)
a. **Definizione:** anomalie del ciclo mestruale.
b. **Sintomi:** assenza di mestruazioni, mestruazioni dolorose o pesanti.
c. **Trattamenti :** Terapia ormonale, antinfiammatori, dispositivo intrauterino, intervento chirurgico a seconda della causa.

7. Proliferazione benigna del seno :
a. **Definizione:** anomalie non cancerose del tessuto mammario.
b. **Sintomi:** noduli palpabili, dolore o tensione al seno.
c. **Trattamento :** Sorveglianza, chirurgia, terapia ormonale a seconda della natura dell'anomalia.

La gestione di ogni patologia può variare a seconda della sua gravità, dell'età della paziente, del suo desiderio di gravidanza e di altri fattori individuali. Spesso è necessaria una stretta collaborazione tra ginecologi, chirurghi, radiologi, oncologi e altri specialisti per fornire un'assistenza ottimale.

Capitolo 5

COMPETENZE ESSENZIALI

Tecniche di cura comuni

Le tecniche di cura standard utilizzate in maternità e ginecologia sono essenziali per il benessere delle pazienti e per il buon funzionamento dell'assistenza medica. Esse variano in base alle esigenze specifiche delle pazienti, sia durante la gravidanza, il parto o la gestione di patologie ginecologiche. Ecco una panoramica delle tecniche di cura più comunemente utilizzate:

1. Prelievo dei segni vitali:

a. **Misurare la pressione sanguigna:** è essenziale per monitorare la salute materna durante la gravidanza e il post-partum.

b. **Monitoraggio fetale:** per monitorare la frequenza cardiaca del bambino e altri parametri durante la gravidanza e il travaglio.

2. Esami ginecologici:

a. **Tocco vaginale:** serve a valutare la dilatazione cervicale, la posizione e la consistenza.

b. **Striscio cervico-vaginale:** per rilevare anomalie cellulari o infezioni.

3. Tecniche di assistenza al parto :

a. **Epidurale:** anestetico loco-regionale utilizzato per alleviare il dolore durante il parto.

b. **Ventosa e forcipe ostetrico:** strumenti utilizzati per aiutare ad espellere il bambino durante alcune situazioni di parto.

c. **Episiotomia:** incisione praticata per allargare l'apertura vaginale e facilitare il parto.

4. Assistenza post-parto:

a. **Suture:** in caso di episiotomia o lacerazioni.

b. **Massaggio uterino:** per favorire la retrazione dell'utero e prevenire l'emorragia.

5. Assistenza al neonato :

a. **Aspirazione delle vie respiratorie:** per rimuovere il muco e facilitare il primo respiro.

b. **Somministrazione di vitamina K:** prevenzione di emorragie nei neonati.

c. **Cura del cordone ombelicale:** pulizia e disinfezione.

6. Tecniche specifiche in ginecologia:

a. **Colposcopia:** esame del collo dell'utero con un microscopio speciale per rilevare le anomalie.

b. **Biopsia:** prelievo di tessuto per l'esame istologico.

c. Inserimento e rimozione di dispositivi intrauterini (IUD): Per la contraccezione.

d. **Aspirazione e curettage:** procedura eseguita dopo un aborto spontaneo o per l'interruzione volontaria della gravidanza.

7. Campioni e iniezioni :

a. **Esami del sangue:** per monitorare vari parametri del sangue durante la gravidanza o in caso di patologia.

b. **Iniezioni:** Somministrazione di farmaci, ormoni o vaccini.

8. Educazione terapeutica :

a. **Preparazione alla nascita:** corsi per i futuri genitori.

b. **Consigli sull'allattamento al seno:** tecniche, posizioni e risoluzione dei problemi più comuni.

c. **Informazioni sulla contraccezione:** scelta e utilizzo dei metodi contraccettivi.

Ogni tecnica richiede una formazione specifica e la sua padronanza è essenziale per garantire la sicurezza e il comfort del paziente.

Gestione del dolore

• L'importanza della comunicazione

La comunicazione nella gestione del dolore in maternità e ginecologia è come una luce che guida attraverso l'oscurità di una fitta foresta. Illumina le zone d'ombra, costruisce ponti sui precipizi e traccia percorsi chiari attraverso un terreno irregolare. Questa importanza non può essere sottovalutata, in quanto costituisce la spina dorsale di un'assistenza efficace ed empatica.

Comprendere il dolore di una paziente è soprattutto una ricerca di comprensione reciproca. Significa scavare nel profondo della sua esperienza, decifrare i suoi segnali spesso sottili e interpretare i suoi silenzi. La paziente, da parte sua, a volte può trovare difficile esprimere i suoi sentimenti, le sue paure o le sue speranze. Il dolore è un'esperienza profondamente personale e talvolta isolante. La comunicazione apre una finestra, permettendo al paziente di condividere il suo mondo interiore, rendendolo tangibile e accessibile.

Ma la comunicazione non si ferma alla semplice trasmissione di informazioni. Va oltre la parola pronunciata. Si tratta del tono di voce, del contatto visivo, della postura e persino del tatto. Ognuno di questi elementi non verbali aggiunge un altro livello di comprensione, offrendo indizi sull'intensità, la posizione o la natura del dolore. È anche una rassicurazione, un modo silenzioso di dire: "Sono qui per lei, la sento, la capisco".

La gestione del dolore è anche una scienza. Richiede una stretta collaborazione tra gli operatori sanitari per garantire che gli interventi siano coerenti, appropriati ed efficaci. Questa collaborazione si basa su una comunicazione fluida, in cui le informazioni vengono scambiate in modo accurato e rapido. Discussioni aperte, aggiornamenti regolari e feedback costanti aiutano a modificare i piani di cura, ad anticipare le sfide e a ottimizzare i risultati.

Inoltre, è essenziale educare il paziente sul dolore, sulle sue possibili cause, sulle opzioni di trattamento e su cosa aspettarsi. Questo non solo aiuta a responsabilizzare i pazienti sulla propria cura, ma demistifica anche il dolore, rendendolo meno intimidatorio.

In definitiva, la comunicazione nella gestione del dolore è una danza delicata, una simbiosi tra il professionista e il paziente. Crea uno spazio sicuro in cui il dolore può essere affrontato, compreso e gestito. È un atto profondamente umano, radicato nell'empatia, nel rispetto e nel sincero desiderio di alleviare la sofferenza. La comunicazione, in questo contesto, non è solo uno strumento, ma l'essenza stessa dell'arte e della scienza della gestione del dolore.

• Con i pazienti

La gestione del dolore in maternità e ginecologia è un'avventura condivisa tra l'operatore sanitario e la paziente, una collaborazione basata su fiducia, ascolto e adattabilità. È una ricerca condivisa per garantire benessere e comfort, una danza sottile in cui la scienza incontra l'umanità.

Fin dall'inizio, è essenziale riconoscere che ogni donna è unica. La sua percezione del dolore, la sua soglia di tolleranza, la sua esperienza precedente e le sue aspettative formano un insieme complesso che deve essere affrontato con sfumature e sensibilità. Quindi il primo passo è ascoltare. Ascoltare il paziente che parla del suo dolore, descrivendolo, localizzandolo, associandolo a momenti o eventi. Questa narrazione, a volte costellata di emozioni e ricordi, fornisce una visione preziosa dell'esperienza soggettiva del dolore.

La chiave è un dialogo aperto e onesto. Spiegare le diverse opzioni per la gestione del dolore, sia che si tratti di interventi farmacologici come gli analgesici o l'epidurale, sia di metodi non farmacologici come le tecniche di rilassamento, la respirazione, l'idroterapia o persino l'agopuntura. L'obiettivo è consentire alla paziente di prendere una decisione informata su ciò che è meglio per lei.

Il dolore, ovviamente, non si limita alla sua dimensione fisica. Spesso è profondamente radicato nella mente, influenzato da fattori psicologici, emotivi e persino culturali. È qui che entra in gioco la compassione. Riconoscere il dolore emotivo, rassicurarlo, guidarlo attraverso le sue paure e le sue ansie, sostenendo al contempo il suo potenziamento. La fiducia che lei ripone in noi non è solo un onore, ma anche un'immensa responsabilità.

Anche l'adattabilità è essenziale. Il dolore è dinamico, mutevole e influenzato da una moltitudine di fattori. La capacità di adattare gli interventi, di rivalutare regolarmente e di ascoltare le esigenze mutevoli del paziente è fondamentale. Il paziente deve sentire di essere al centro del trattamento e che i suoi sentimenti e le sue preoccupazioni sono apprezzati.

Ma soprattutto, la gestione del dolore con i pazienti è un viaggio di umanità. Si tratta di guardare oltre il dolore stesso, riconoscendo la donna dietro l'esperienza, valorizzando il suo coraggio, la sua forza e la sua resilienza. È un'alleanza, un patto tacito, in cui ci impegniamo a camminare fianco a fianco, attraverso le sfide, le speranze e i recuperi, per trovare insieme il percorso verso il sollievo e il benessere.

• Con il team medico

La gestione del dolore in maternità e ginecologia è un balletto armonioso orchestrato dall'équipe medica, in cui ogni membro svolge un ruolo cruciale. Questa collaborazione inizia con il riconoscimento che ogni donna è unica nella sua percezione del dolore e nel modo in cui lo vive. Questa profonda comprensione guida tutti gli interventi, siano essi medici, tecnici o emotivi.

L'anestesista, con la sua padronanza delle tecniche di analgesia, è un alleato prezioso. Valuta attentamente le esigenze di ogni paziente, sia che si tratti di un'epidurale durante il parto, sia che si tratti di una gestione del dolore post-operatorio dopo un intervento di chirurgia ginecologica. La sua esperienza assicura che il dolore sia trattato in modo sicuro ed efficace, riducendo al minimo gli effetti collaterali.

Il ginecologo e l'ostetrica sono spesso i primi a confrontarsi con il dolore della paziente. La loro capacità di valutare rapidamente e accuratamente la natura e la causa del dolore consente loro di intervenire in modo appropriato. Inoltre, guidano il team nella comprensione delle specificità di ogni situazione, sia che il dolore sia legato a una contrazione o a una condizione ginecologica.

Gli infermieri e le ostetriche sono i custodi costanti del benessere del paziente. Spesso sono i primi a notare un cambiamento nel dolore, sia attraverso una smorfia, una tensione nel corpo o un luccichio negli occhi. Il loro ruolo è essenziale nel monitoraggio continuo del dolore, così come nella somministrazione del trattamento, sia esso farmacologico o meno. La loro presenza rassicurante, la loro attenzione e il loro tocco terapeutico spesso offrono un sollievo pari a quello di una pillola.

Lo psicologo o il consulente, quando presenti, apportano una dimensione in più alla gestione del dolore.

Riconoscendo che il dolore non è solo fisico, ma anche emotivo e psicologico, il loro supporto aiuta le donne a gestire l'ansia, la paura o il trauma che possono accompagnare il dolore.

Tutto questo è avvolto da una comunicazione fluida e continua. Scambi di informazioni, briefing regolari e consultazioni reciproche assicurano che tutti i membri del team siano sulla stessa lunghezza d'onda. Ogni decisione presa è il risultato di un consenso, basato sulla conoscenza collettiva, sull'esperienza e, soprattutto, sull'ascolto attento del paziente.

Pertanto, la gestione del dolore in maternità e ginecologia, lungi dall'essere prerogativa di un singolo professionista, è il frutto di una stretta collaborazione tra tutte le persone coinvolte. Insieme, cercano di offrire a ogni donna un'esperienza in cui il dolore non sia solo gestito, ma anche compreso e rispettato.

Capitolo 6

SFIDE EMOTIVE E PSICOLOGICO

Supporto pazienti in difficoltà

• Gestire le situazioni difficili

La gestione di situazioni difficili in maternità e ginecologia è uno degli aspetti più impegnativi e delicati della professione. Questi momenti mettono alla prova non solo le competenze cliniche e tecniche del personale sanitario, ma anche la sua resilienza emotiva, la sua capacità di adattamento e le sue abilità comunicative. Ogni situazione è unica, ogni paziente è unico, ed è questa unicità che richiede un'attenzione particolare.

Uno dei primi passi per gestire efficacemente una situazione difficile è il riconoscimento. Riconoscere che una situazione sta degenerando, che il paziente è in difficoltà o che il team si trova di fronte a una decisione clinica complessa. Questa consapevolezza precoce permette di anticipare le azioni necessarie, di chiamare i rinforzi o di richiedere una consulenza specialistica.

Ancora una volta, la comunicazione è fondamentale. Stabilisca un dialogo aperto con la paziente e la sua famiglia, spiegando chiaramente i problemi, le opzioni disponibili e le raccomandazioni mediche. È importante assicurarsi che si sentano ascoltati, compresi e rispettati, anche se la notizia è difficile da accettare. Le loro domande, preoccupazioni e preferenze devono essere prese in considerazione, formando un approccio collaborativo all'assistenza.

Anche la flessibilità e l'adattabilità sono essenziali. Le situazioni difficili in maternità e ginecologia possono evolvere rapidamente. I sintomi possono peggiorare, possono sorgere nuove complicazioni o le dinamiche emotive possono diventare tese. Essere in grado di riadattare il piano di cura, di innovare di fronte agli ostacoli e di adattarsi alle circostanze mutevoli è fondamentale per garantire il miglior risultato possibile.

È anche fondamentale ricordare che il personale sanitario è umano. Affrontare situazioni difficili può avere un impatto emotivo e persino estenuante. Prendersi del tempo, cercare il sostegno dei colleghi e accettare i propri limiti è fondamentale per la salute mentale ed emotiva del team. Inoltre, può essere utile programmare sessioni di debriefing dopo eventi particolarmente stressanti, per condividere esperienze, emozioni e lezioni apprese.

Infine, non si può trascurare l'importanza della formazione continua e dell'aggiornamento delle competenze. La formazione in comunicazione, gestione delle crisi, psicologia medica o anche tecniche specifiche per la maternità-ginecologia possono essere preziose per preparare il team ad affrontare le situazioni più difficili.

Gestire le situazioni difficili in maternità e ginecologia è una responsabilità che richiede competenza clinica, capacità di comunicazione, resilienza emotiva e capacità di adattamento. È una sfida, ma è anche una delle esperienze più gratificanti della professione, che offre l'opportunità di fare la differenza nella vita dei pazienti e delle loro famiglie.

• Perdite perinatali

Le perdite perinatali, tra cui l'aborto tardivo, la morte fetale in utero e la morte neonatale precoce, sono eventi tragici e angoscianti sia per le famiglie che per gli operatori sanitari. Questi momenti di profonda tristezza richiedono un'assistenza compassionevole, empatica e sensibile.

Ogni perdita è unica, ogni storia è diversa. Dietro ogni cifra o statistica, c'è una storia umana, un sogno infranto, una speranza svanita. Per i genitori, la perdita perinatale è spesso equiparata alla perdita di un futuro, una visione di una famiglia che non si realizzerà mai. Si trovano ad affrontare una serie di emozioni, dal senso di colpa e di rabbia alla disperazione e al senso di ingiustizia.

Il primo passo per gestire questo dolore è riconoscerlo. È essenziale convalidare e onorare le emozioni dei genitori, ascoltare attivamente e offrire un sostegno incondizionato. A volte un semplice e sincero "mi dispiace" può avere un impatto profondo.

Ancora una volta, la comunicazione è fondamentale. I genitori devono capire cosa è successo, perché è successo e quali sono i passi successivi. Potrebbero avere molte domande, preoccupazioni o dubbi. È fondamentale fornire loro informazioni chiare, oneste e adeguate al loro livello di comprensione. Durante queste conversazioni, il tono, la scelta delle parole e la presenza di uno spazio sicuro per esprimere le proprie emozioni sono importanti quanto le informazioni trasmesse.

Può anche essere opportuno offrire ai genitori delle opzioni per commemorare e ricordare il loro bambino. Ciò può includere impronte di piedi o di mani, foto o anche cerimonie o rituali specifici. Questi ricordi possono diventare tesori preziosi per le famiglie, simboli del loro amore e del loro legame con il bambino.

Anche l'assistenza medica è fondamentale, soprattutto per garantire che la madre sia in buona salute fisica dopo la perdita. Ciò può includere un follow-up medico, consigli sulla futura salute riproduttiva e rinvii a specialisti, se necessario.

Infine, è fondamentale offrire un supporto psicologico ed emotivo. I genitori possono beneficiare di una terapia individuale, di gruppi di sostegno o di una consulenza specialistica per aiutarli a superare il lutto perinatale. Ogni genitore vivrà il lutto in modo diverso ed è importante rispettare i suoi ritmi e il suo modo di affrontare la perdita.

Anche per gli operatori sanitari, assistere a una perdita perinatale può essere emotivamente impegnativo. È essenziale che anche loro abbiano accesso a risorse di supporto e a spazi per esprimere le proprie emozioni.

Le perdite perinatali sono momenti di profonda tristezza che richiedono un'assistenza olistica, incentrata sulla famiglia e basata su empatia, compassione e rispetto. Ogni bambino, per quanto possa vivere, lascia un segno indelebile nel cuore dei suoi genitori, ed è dovere degli operatori sanitari sostenerli con amore e devozione.

• Diagnosi di malattie gravi

La diagnosi di una malattia grave rappresenta un punto di svolta per un paziente, sconvolgendo il suo mondo e quello dei suoi cari. Questi momenti cruciali richiedono un giudizio fine, un'abile comunicazione e una profonda sensibilità da parte degli operatori sanitari.

Il momento in cui viene fatta e comunicata una diagnosi può essere una delle esperienze più significative nella vita di una persona. Non è solo l'annuncio di una condizione medica, ma anche la rivelazione di un futuro incerto, spesso accompagnato da ansia, paura e sconvolgimento emotivo.

Il modo in cui viene trasmessa la diagnosi è importante quanto l'informazione stessa. Ecco alcuni punti da considerare in questo processo:

Preparazione: prima di annunciare una diagnosi, è essenziale avere una buona comprensione della malattia, delle sue implicazioni e delle opzioni terapeutiche disponibili. Questo le permette di essere pronto a rispondere alle domande del paziente e a offrire chiarimenti.

Ambiente appropriato: il luogo e il momento scelti per la comunicazione devono consentire la riservatezza, la privacy e il comfort del paziente. Evitare le interruzioni e garantire un tempo sufficiente per la discussione sono essenziali.

Comunicazione chiara ed empatica: la scelta delle parole, il tono di voce e il modo in cui vengono fornite le informazioni sono essenziali. Eviti un gergo medico troppo complesso e si assicuri che il paziente capisca la situazione. L'empatia è la chiave. Dimostrare di avere veramente a cuore la persona e i suoi sentimenti è fondamentale.

Ascolto attivo: dopo l'annuncio, è fondamentale dare ai pazienti l'opportunità di esprimere le loro emozioni, preoccupazioni e domande. L'ascolto attivo ci aiuta a capire le esigenze specifiche del paziente e a rispondere in modo appropriato.

Supporto emotivo: riconoscere e convalidare le emozioni del paziente è essenziale. Alcuni potrebbero voler piangere, altri potrebbero essere arrabbiati o sotto shock. Tutte queste reazioni sono naturali e l'operatore sanitario deve accoglierle senza giudicarle.

Orientamento e risorse: fornire informazioni sulle risorse disponibili, come gruppi di sostegno, consulenti, terapisti o servizi medici specializzati, può essere di grande aiuto.

Coinvolgere la famiglia e gli amici: con il consenso del paziente, coinvolgere la famiglia o gli amici più stretti può offrire un ulteriore sostegno. Anche loro potrebbero avere le loro domande e preoccupazioni.

Follow-up: proporre un appuntamento di follow-up per discutere la diagnosi e le opzioni di trattamento in modo più dettagliato e per vedere come il paziente sta affrontando le informazioni. Il supporto non si ferma con l'annuncio iniziale.

In definitiva, l'annuncio di una diagnosi di malattia grave è un atto di equilibrio tra la trasmissione di informazioni mediche accurate e la fornitura di un profondo sostegno emotivo. Si tratta di un momento profondamente umano, che richiede sia competenza clinica che autentica compassione. Ogni paziente è unico, e così sarà la sua reazione alla diagnosi. Il ruolo dell'operatore sanitario è quello di gestire questa complessità con attenzione, sensibilità e rispetto.

Mantenere l'equilibrio personale e professionale

Mantenere un equilibrio tra vita personale e professionale è una questione fondamentale per tutti i professionisti, e ancora di più per quelli del settore medico, dove le pressioni, le responsabilità e l'esposizione a situazioni emotivamente cariche sono comuni. Infermieri, medici e altri professionisti della sanità si trovano spesso di fronte a situazioni in cui la dedizione al lavoro può invadere il loro benessere personale, mettendo a dura prova il loro equilibrio.

1. Riconoscimento dell'importanza dell'equilibrio
L'equilibrio tra lavoro e vita privata non è un lusso, ma una necessità. È la pietra angolare di una carriera sostenibile e di una vita appagante. Riconoscerlo è il primo passo verso un cambiamento positivo.

2. Stabilire confini chiari
È fondamentale stabilire dei confini tra lavoro e vita privata. Ciò potrebbe significare non controllare le e-mail di lavoro a casa, stabilire orari di lavoro specifici o prendersi regolarmente del tempo per sé.

3. Imparare a dire di no
È fondamentale valutare la sua capacità di assumere nuovi

compiti o responsabilità. Rifiutare gentilmente quando le cose vanno oltre i nostri limiti non è solo accettabile, ma anche necessario per il nostro benessere.

4. Dare priorità al benessere personale

Questo include una dieta equilibrata, attività fisica regolare, relax, attività ricreative e sonno adeguato. Il benessere fisico ha un impatto diretto sulla salute mentale ed emotiva.

5. Cercare sostegno

Parlare con colleghi, amici o consulenti può aiutarla a gestire lo stress e le sfide del lavoro. Possono offrire approfondimenti, consigli o semplicemente un orecchio comprensivo.

6. Ricordare l'importanza della disconnessione

Prendersi delle vacanze, dei giorni di riposo o anche delle semplici pause durante la giornata la aiuta a ricaricare le batterie, a ridurre lo stress e a tornare al lavoro con una nuova prospettiva.

7. Valutazione regolare

È importante fermarsi periodicamente per valutare il suo equilibrio tra lavoro e vita privata. È fondamentale porsi delle domande sul suo livello di soddisfazione, su come si sente e su cosa potrebbe essere migliorato.

8. Formazione continua

Partecipare a corsi di formazione o workshop sulla gestione del tempo, sul benessere o sulla comunicazione può aiutarla ad acquisire competenze preziose per mantenere questo equilibrio.

9. Flessibilità

Ogni fase della vita può richiedere un equilibrio diverso. Essere flessibili e adattarsi alle circostanze è fondamentale. Ciò potrebbe significare riadattare gli orari, prendere un anno sabbatico o riconsiderare le priorità professionali e personali.

10. Celebrare i successi

È importante riconoscere e celebrare i momenti in cui si raggiunge un buon equilibrio, per quanto piccoli possano essere. Questo può servire come motivazione a continuare.

Mantenere l'equilibrio tra lavoro e vita privata è un atto essenziale di cura di sé. Non fa bene solo all'individuo, ma anche ai pazienti, ai colleghi e ai propri cari. Un professionista equilibrato è in grado di offrire un'assistenza di qualità, di essere empatico e di essere presente, sia al lavoro che a casa.

Capitolo 7

INNOVAZIONI IN MATERNITÀ E GINECOLOGIA

Progressi tecnologici

I progressi tecnologici nel campo della maternità e della ginecologia hanno trasformato l'assistenza ai pazienti, migliorando notevolmente la qualità e l'efficienza delle cure. Queste innovazioni sono presenti ovunque, dalle semplici consultazioni alla sala operatoria e alle cure prenatali. Hanno permesso agli operatori sanitari di diagnosticare con precisione, di intervenire con il minimo rischio e di offrire soluzioni terapeutiche innovative.

1. Imaging medico avanzato
L'ecografia 3D e 4D ha rivoluzionato il modo in cui i medici vedono il feto nel grembo materno. Queste tecnologie forniscono immagini dettagliate e dinamiche, consentendo di identificare le anomalie congenite e di preparare meglio le future mamme al parto.

2. Chirurgia assistita da robot
La robotica medica consente ai chirurghi di eseguire interventi ginecologici con maggiore precisione, riducendo i rischi, le cicatrici e i tempi di recupero per le pazienti.

3. Monitoraggio fetale non invasivo
Dispositivi innovativi consentono oggi di monitorare la salute del bambino in tempo reale, senza intromettersi nell'ambiente uterino, garantendo così la sicurezza della madre e del feto.

4. Terapie geniche e molecolari
Queste terapie mirano a specifiche anomalie genetiche, offrendo nuove opzioni per il trattamento di alcune condizioni ginecologiche e dell'infertilità.

5. Simulatori per la formazione
Le tecnologie di realtà virtuale e di simulazione offrono agli operatori sanitari una formazione pratica in un ambiente sicuro, migliorando le loro competenze prima di trattare i pazienti reali.

6. Cartelle mediche elettroniche
La digitalizzazione delle cartelle cliniche facilita il

coordinamento delle cure, assicurando che ogni professionista coinvolto abbia le informazioni più aggiornate su ogni paziente.

7. Telemedicina

Le consultazioni a distanza consentono ai pazienti di ricevere consigli medici senza dover viaggiare, un progresso particolarmente utile per il monitoraggio prenatale o le consultazioni post-operatorie.

8. Applicazioni mobili e oggetti connessi

Esistono oggi molte applicazioni che consentono alle donne di monitorare il ciclo, la gravidanza o la salute ginecologica. I dispositivi connessi, come orologi e braccialetti, possono monitorare gli indicatori di salute in tempo reale.

9. I progressi nella procreazione medicalmente assistita (PMA)

La PMA ha beneficiato di una serie di innovazioni, in particolare nella selezione degli embrioni, aumentando le possibilità di successo per le coppie sterili.

10. Biotecnologia

I progressi della biotecnologia, come la coltura di organi e il trattamento cellulare, stanno aprendo la strada a nuovi metodi di trattamento delle malattie ginecologiche.

I progressi tecnologici nel campo della maternità e della ginecologia continuano ad evolversi ad un ritmo mozzafiato, promettendo un futuro ancora più luminoso per l'assistenza alle donne. Migliorando la precisione, l'efficienza e la sicurezza, queste innovazioni ridefiniscono costantemente gli standard di cura e assicurano che le pazienti ricevano la migliore assistenza possibile.

Nuove tecniche dell'assistenza

Le nuove tecniche di assistenza alla maternità e alla ginecologia si basano sul desiderio di offrire un'assistenza più personalizzata e meno invasiva, incentrata sul benessere generale della donna. Combinano scienza medica, tecnologia all'avanguardia e approcci olistici per garantire un'esperienza ottimale per ogni paziente.

1. Approcci meno invasivi:

- **Chirurgia laparoscopica:** questa tecnica utilizza piccole incisioni per eseguire interventi ginecologici, riducendo i tempi di recupero e le complicazioni postoperatorie.
- **Isteroscopia: una** piccola telecamera viene inserita nell'utero per diagnosticare o trattare problemi come polipi o fibromi.

2. Terapie geniche e molecolari:

Mirando a specifiche anomalie genetiche o molecolari, queste terapie offrono opzioni di trattamento per condizioni ginecologiche recalcitranti o geneticamente predisposte.

3. Approcci olistici:

- **Yoga e tecniche di rilassamento:** questi metodi aiutano a gestire lo stress, i dolori mestruali e altri problemi ginecologici comuni.
- **Agopuntura: sempre più** utilizzata per trattare l'infertilità, i dolori mestruali e i sintomi della menopausa.

4. Biomarcatori e diagnostica personalizzata:

L'uso di test genetici e biomarcatori per prevedere il rischio di alcune malattie ginecologiche o per personalizzare i trattamenti.

5. Tecniche avanzate di riproduzione assistita:

- **Selezione degli embrioni:** questo metodo utilizza la genetica per selezionare gli embrioni più sani per la procreazione medicalmente assistita.
- **Induzione dell'ovulazione:** nuovi farmaci e protocolli migliorati per stimolare l'ovulazione nelle donne con problemi di fertilità.

6. Tecniche innovative di fisioterapia pelvica:

Esercizi e tecniche specifiche per rafforzare il pavimento

pelvico, trattare l'incontinenza e migliorare la salute sessuale.

7. Telemedicina:
Consultazioni a distanza per il monitoraggio prenatale, i controlli post-operatori e la consulenza ginecologica, facilitando l'accesso alle cure per tutte le donne, anche nelle aree remote.

8. Impianti e dispositivi medici di nuova generazione:
Dispositivi migliorati per la contraccezione, il monitoraggio del ciclo mestruale o il trattamento di patologie specifiche.

9. Biofeedback:
Una tecnica utilizzata per insegnare ai pazienti come controllare specifiche funzioni corporee, spesso usata per trattare l'incontinenza o il dolore pelvico.

10. Terapie mirate e immunoterapia:
Utilizzate nel trattamento dei tumori ginecologici, queste tecniche si concentrano su bersagli molecolari specifici o stimolano il sistema immunitario dell'organismo a combattere il cancro.

Gli sviluppi nelle tecniche di assistenza alla maternità e alla ginecologia fanno parte di un movimento globale verso la medicina personalizzata e l'assistenza centrata sul paziente. Queste innovazioni, sia nella tecnologia che nella pratica medica, mirano a fornire la migliore risposta possibile alle esigenze uniche di ogni donna nel corso della sua vita.

Questioni etiche

Le questioni etiche nella maternità e nella ginecologia sono complesse e toccano questioni fondamentali sulla vita, la procreazione, l'autonomia della paziente e il ruolo dei curanti. Ecco uno sviluppo fluido e non segmentato dell'argomento:

La maternità e la ginecologia si trovano al crocevia della vita, della nascita, della fertilità e delle scelte intime che riguardano il corpo e l'anima delle donne. A questo crocevia, sorgono dilemmi etici che richiedono riflessione, rispetto e sensibilità da parte degli operatori.

L'inizio della vita è senza dubbio una delle aree più cariche di emozioni. Con i progressi della medicina riproduttiva, la possibilità di assistere il concepimento, selezionare gli embrioni e persino modificare geneticamente le linee germinali solleva profonde questioni etiche. Che valore diamo a un embrione? In quale momento definiamo l'inizio della vita? E quali diritti hanno i genitori, i donatori di gameti e gli stessi futuri bambini?

L'autonomia del paziente è un'altra questione importante. Ogni donna deve avere il diritto di prendere decisioni informate sulla propria salute, sia che si tratti di contraccezione, di trattamenti ginecologici o di scelte sulla propria gravidanza. Tuttavia, ci possono essere momenti in cui i desideri di una paziente possono sembrare in contrasto con ciò che il personale medico considera nel suo migliore interesse. Navigare in queste acque delicate richiede una comunicazione aperta e un profondo rispetto per le scelte individuali.

Anche la parità di accesso all'assistenza sanitaria è una questione fondamentale. Tutte le donne meritano un'assistenza di qualità, indipendentemente dalla loro situazione economica, dall'origine etnica o dal luogo di residenza. L'etica medica ci impone di impegnarci per colmare il divario di assistenza e offrire a tutti un'assistenza equa.

L'ascesa della genomica e dei test genetici solleva anche la questione del diritto all'informazione. Se un test rivela una predisposizione a una malattia o un'anomalia genetica in un bambino non ancora nato, come deve essere comunicata questa informazione e quali sono le implicazioni per la famiglia allargata?

L'assistenza alla fine della vita, sebbene sia più comunemente associata ad altre specialità, trova spazio anche in ginecologia, in particolare nella gestione dei tumori ginecologici avanzati. A che punto dovrebbero essere introdotte le cure palliative? Come bilanciare speranza e realtà in una situazione grave?

Infine, gli stessi assistenti devono affrontare questioni etiche personali. Come conciliare le proprie convinzioni e i propri valori con quelli dei pazienti? In che misura i medici e gli infermieri possono essere coinvolti emotivamente senza compromettere la loro professionalità?

Ogni giorno, in maternità e ginecologia, vengono prese decisioni che hanno un impatto profondo sulla vita delle donne. Riconoscere, rispettare e affrontare le questioni etiche in questa specialità è essenziale per fornire un'assistenza veramente incentrata sul paziente.

Capitolo 8

TESTIMONIANZE
E
ANEDDOTI

Storie di infermieri esperti

Approfondiamo i ricordi intimi delle infermiere che hanno trascorso anni, persino decenni, nei reparti di maternità e ginecologia. Le loro storie, che combinano passione, dedizione, dolore e gioia, offrono una visione unica di una professione che è al tempo stesso impegnativa e gratificante.

Sophie, 28 anni nel settore:
La prima volta che ho aiutato una donna a partorire, ero terrorizzata. Avevo paura di sbagliare, di non essere all'altezza del compito. Ma quando ho visto gli occhi di quella madre incontrare quelli del suo bambino per la prima volta, ho capito che ero nel posto giusto. Da allora, ho assistito a centinaia di nascite e ogni volta quella magia si ripete. Ho imparato che il nostro ruolo di infermieri non è solo tecnico. Si tratta anche di sostenere, rassicurare e tenere la mano quando è necessario.

Lucas, 15 anni nel settore:
Sono sempre stata affascinata dalla scienza e dal corpo umano. Ma ciò che mi ha veramente spinto a scegliere la maternità è stato il desiderio di essere presente in quei momenti unici della vita. Naturalmente, ci sono giorni difficili, in cui ci si confronta con la tristezza e il dolore. Ma ci sono anche quei giorni in cui partecipiamo alla nascita di una nuova vita, quando vediamo una famiglia che si forma davanti ai nostri occhi. E per quei momenti, ogni prova vale la pena.

Nadia, 22 anni nel settore:
La ginecologia è un campo complesso. Ho scelto questo percorso perché volevo aiutare le donne in tutte le fasi della loro vita, dalle prime mestruazioni alla menopausa. Ho visto pazienti lottare contro malattie e tumori. Ho visto donne affrontare l'infertilità e cercare soluzioni. Ogni volta,

il mio ruolo è stato quello di sostenerle, informarle, accompagnarle. E ogni volta ho assistito alla loro forza e alla loro resilienza.

Clément, 18 anni di attività:
Molte persone si chiedono come possa un uomo lavorare in un reparto di maternità. Per me, la scelta è stata ovvia. Sono stato cresciuto da una madre single e sono sempre stato circondato da donne forti. Essere un'infermiera di maternità significa essere testimone di questa forza ogni giorno. Significa vedere queste madri, queste future madri, dare il meglio di sé, nonostante la fatica, il dolore e le paure. Per me è un onore essere al loro fianco.

Queste storie dimostrano che dietro ogni uniforme bianca, ogni stetoscopio, c'è una storia, una passione, un impegno. La maternità e la ginecologia non sono solo specialità mediche. Sono il teatro della vita in tutta la sua bellezza, le sue sfide e le sue emozioni. E coloro che vi lavorano sono i custodi discreti di questi momenti preziosi.

Punti salienti e lezioni apprese

Nel trambusto quotidiano di un'unità di maternità-ginecologia, ci sono momenti che lasciano un'impressione duratura, momenti che rimangono impressi nel cuore e nella mente degli assistenti. Questi momenti sono come pietre miliari nella vita di un infermiere, offrono lezioni preziose e ricordano loro perché hanno scelto questa strada.

Prima nascita:
È difficile dimenticare il primo parto assistito. L'accelerazione del battito cardiaco, l'adrenalina che sale, la meraviglia del miracolo della vita... Ci ricorda che ogni nascita è unica e che ogni vita è preziosa.

Lezione appresa: la bellezza della vita spesso risiede nella sua fragilità e transitorietà.

Incontri con le avversità:
Di fronte a una complicazione o a una diagnosi difficile, la resilienza di una paziente può essere un'incredibile fonte di ispirazione. Questi momenti ricordano la forza interiore che molte donne possiedono, anche nelle situazioni più difficili.
Lezione appresa: la forza non si misura sempre con le imprese visibili, ma spesso con la capacità di perseverare di fronte alle sfide.

La perdita:
Uno degli aspetti più difficili del lavoro in maternità e ginecologia è la gestione della perdita, sia essa dovuta a un aborto spontaneo, a un parto morto o a un'altra tragedia. Questi momenti bui conferiscono profondità alla pratica medica, ricordando a chi si occupa di assistenza l'importanza della compassione e del sostegno.
Lezione appresa: nel dolore, il ruolo di un assistente va ben oltre l'assistenza medica; si tratta anche di offrire una spalla su cui appoggiarsi e un orecchio che ascolta.

L'evoluzione della tecnologia:
Nel corso del tempo, i progressi tecnologici hanno portato nuovi strumenti e metodi. Ma nonostante questi cambiamenti, l'importanza del rapporto umano rimane centrale.
Lezione imparata: la tecnologia è uno strumento prezioso, ma non potrà mai sostituire il calore di una mano confortante o la forza di un orecchio comprensivo.

Equilibrio vita-lavoro:
Gestire orari lunghi, turni di notte e pressione emotiva può essere faticoso. Imparare a trovare un equilibrio tra lavoro e vita personale è essenziale per evitare il burnout.

Lezione imparata: prendersi cura di se stessi è fondamentale per potersi prendere cura degli altri.

La maternità e la ginecologia non sono solo un luogo di lavoro, ma un luogo di vita. Ogni giorno offre la sua parte di sfide, scoperte e ricompense. E attraverso tutto questo, gli infermieri continuano a imparare, crescere e rinnovarsi, arricchiti da ogni esperienza e da ogni incontro.

Consigli per i principianti

Entrare nell'emozionante mondo della maternità-ginecologia come novizio può essere sia esaltante che scoraggiante. I veterani della professione hanno vissuto le emozioni di questo servizio unico e hanno molto da offrire in termini di saggezza e consigli. Ecco alcuni dei consigli essenziali per chi inizia a lavorare in questo campo:

1. La chiave è la pazienza:
Ogni giorno sarà un misto di momenti tranquilli e di sprint frenetici. Impari a navigare in questi ritmi mutevoli con pazienza e perseveranza.

2. Coltivare l'ascolto attivo:
L'ascolto è altrettanto cruciale, se non di più, del parlare. Capire veramente come si sente un paziente la aiuterà a rispondere alle sue esigenze in modo efficace ed empatico.

3. Cerchi dei mentori:
Si circondi di colleghi esperti che possano guidarla, consigliarla e condividere le loro esperienze. Il mentoring è prezioso in questa professione.

4. Non trascuri le sue emozioni:
La maternità e la ginecologia possono essere emotivamente intense. È fondamentale riconoscere le proprie emozioni e trovare modi sani per affrontarle.

5. La formazione continua è fondamentale:
La medicina è in continua evoluzione. Prenda l'iniziativa di formarsi regolarmente per tenersi aggiornato sulle ultime tecniche e raccomandazioni.

6. Coltivare il lavoro di squadra:
Lavorerà come parte di un team interdisciplinare. Valorizziamo ogni membro e riconosciamo che ogni ruolo è fondamentale per fornire un'assistenza ottimale al paziente.

7. Rimanere organizzati:
La capacità di gestire più compiti contemporaneamente è essenziale. Trovi sistemi che la aiutino a tenere traccia dell'assistenza al paziente, dei farmaci somministrati e degli interventi necessari.

8. Si prenda cura di sé:
Il burnout è reale. Faccia delle pause, mangi correttamente, dorma a sufficienza e trovi delle attività al di fuori del lavoro che le portino gioia e relax.

9. Imparare dai propri errori:
Tutti li fanno. Invece di vederli come fallimenti, li veda come opportunità di apprendimento.

10. Tenga presente il motivo per cui ha scelto questa professione:
Nei momenti difficili, ricordi la sua passione per aiutare gli altri, il suo fascino per la scienza medica e il suo desiderio di fare la differenza.

Iniziare a lavorare in maternità e ginecologia è un viaggio gratificante, pieno di apprendimento, meraviglia e sfida. Con la giusta mentalità, un forte sostegno e l'impegno per l'eccellenza, i neofiti possono crescere e prosperare in questa straordinaria professione.

Capitolo 9

FARMACOLOGIA IN MATERNITÀ E GINECOLOGIA

Farmaci
comunemente usato in ostetricia

In ostetricia, una serie di farmaci sono comunemente utilizzati per motivi diversi, che vanno dalla gestione del dolore durante il travaglio alla prevenzione o al trattamento delle complicanze. Ecco un elenco di farmaci comunemente utilizzati e le loro applicazioni generali:

- Ossitocina (Syntocinon, Pitocin) :
    - Induzione o aumento del lavoro.
    - Prevenzione e trattamento dell'emorragia post-partum.
- Misoprostolo (Cytotec) :
    - Induzione al lavoro.
    - Trattamento dell'emorragia post-partum.
- Prostaglandine (Dinoprostone, Cervidil, Prepidil) :
    - Maturazione della cervice uterina e induzione del travaglio.
- Solfato di magnesio :
    - Prevenzione e trattamento delle convulsioni nelle donne con preeclampsia o eclampsia grave.
- Agonisti beta-2 (Ritodrina, Terbutalina) :
    - Inibizione del travaglio prematuro.
- Corticoidi (Betametasone, Desametasone) :
    - Accelerare la maturazione polmonare del feto nei casi di minaccia di parto prematuro.
- Ergotamina (Ergometrina) :
    - Trattamento dell'emorragia post-partum dovuta all'atonia uterina.
- Analgesici e anestetici :
    - **Peridurale (Bupivacaina, Ropivacaina)** : Anestesia per alleviare il dolore durante il travaglio.
    - **Morfina, Fentanil**: analgesici per il dolore durante il travaglio.

- Antibiotici :
  - Profilassi o trattamento delle infezioni, ad esempio per le donne che risultano positive allo streptococco di gruppo B (GBS).
- Immunoglobulina Rho(D) (RhoGAM) :
  - Prevenzione dell'alloimmunizzazione Rh per le donne Rh-negative con un feto Rh-positivo.
- Farmaci per l'ipertensione :
  - Ad esempio, la metil-dopa o la nifedipina per gestire l'ipertensione durante la gravidanza.
- Tocolitici :
  - Farmaci utilizzati per inibire il travaglio prematuro, come la nifedipina o l'indometacina.
- Integratori :
  - **Ferro**: per trattare o prevenire l'anemia.
  - **Acido folico**: prevenzione dei difetti del tubo neurale.

È fondamentale notare che la decisione di utilizzare un particolare farmaco, così come la sua dose, dipenderà dalla situazione clinica del paziente, dal suo stato di salute, dalla sua storia medica e dalle raccomandazioni cliniche attuali. Consulti sempre un professionista sanitario per consigli specifici sui farmaci in ostetricia.

Farmaci in ginecologia

In ginecologia, i farmaci vengono utilizzati per trattare una serie di condizioni e sintomi. Ecco un elenco non esaustivo di farmaci comunemente utilizzati in ginecologia e le loro applicazioni generali:

- Contraccettivi :
  - **Contraccettivi orali combinati (COC):** contengono estrogeni e progestinici.

- Pillole di solo progestinico (minipillole).
- Dispositivi intrauterini (IUD) al rame o al progesterone.
- Impianti contraccettivi: ad esempio Nexplanon.
- Iniezioni contraccettive: ad esempio, Depo-Provera.
- Terapia ormonale sostitutiva (TOS) :
    - Trattamento dei sintomi della menopausa.
    - Include formulazioni di soli estrogeni, solo progesterone o una combinazione di entrambi.
- Antimicotici :
    - Per trattare le infezioni da lievito come la candida, ad esempio il fluconazolo (Diflucan).
- Antibiotici :
    - Trattamento delle infezioni batteriche, tra cui la vaginosi batterica e alcune infezioni a trasmissione sessuale.
- Antivirali :
    - Per trattare le infezioni virali come l'herpes genitale.
- Farmaci per il trattamento dell'endometriosi :
    - Progestinici, come il desossiprogesterone (Depo-Provera) e il levonorgestrel (Mirena).
    - Agonisti del GnRH, come Leuprorelin (Lupron) e Goserelin (Zoladex).
- I farmaci per il trattamento della sindrome dell'ovaio policistico (PCOS) :
    - Contraccettivi orali per regolare i cicli mestruali.
    - Metformina per trattare l'insulino-resistenza.
    - Clomifene per stimolare l'ovulazione.
- Bisfosfonati :
    - Per trattare e prevenire l'osteoporosi post-menopausale, ad esempio Alendronato (Fosamax) e Risedronato (Actonel).

- Antispastici :
  - Per trattare i crampi mestruali, ad esempio la diciclomina.
- Prostaglandine :
  - Farmaci come il Misoprostol possono essere utilizzati in ginecologia per indicazioni specifiche, come la preparazione del collo dell'utero prima di un intervento.
- Antagonisti del GnRH :
  - Viene utilizzato per trattare i fibromi uterini.
- Immunomodulatori :
  - Come l'Imiquimod (Aldara) per il trattamento delle verruche genitali.
- Farmaci per il trattamento delle infezioni del tratto urinario :
  - Antibiotici come il trimetoprim-sulfametossazolo (Bactrim) o la nitrofurantoina (Macrobid).

Come sempre, è essenziale consultare un professionista sanitario per raccomandazioni specifiche sui farmaci e seguire sempre le istruzioni per l'uso di ciascun farmaco. La ginecologia comprende un'ampia gamma di condizioni e trattamenti, e quanto sopra è solo una panoramica dei farmaci comunemente utilizzati in questo campo.

Precauzioni e controindicazioni

Quando si assumono farmaci, che siano utilizzati in ginecologia o in qualsiasi altro campo della medicina, i pazienti devono sempre essere pienamente consapevoli delle precauzioni da prendere e delle controindicazioni associate. Questo è essenziale per garantire la sicurezza del paziente e ottimizzare l'efficacia terapeutica. Ecco alcuni punti generali sulle precauzioni e le controindicazioni associate ai farmaci comunemente utilizzati in ginecologia:

- Contraccettivi orali :
  - *Precauzioni*: monitoraggio regolare dei fattori di rischio cardiovascolare, screening del cancro.
  - *Controindicazioni*: Storia di trombosi, alcune forme di cancro, ipertensione non controllata, emicrania con aura, allattamento (a seconda del tipo).
- Terapia ormonale sostitutiva (TOS) :
  - *Precauzioni*: Uso limitato nel tempo, monitoraggio regolare (cancro al seno, trombosi).
  - *Controindicazioni*: cancro al seno, storia di trombosi, malattie epatiche.
- Antimicotici :
  - *Precauzioni*: eviti di bere alcolici con alcuni antimicotici orali.
  - *Controindicazioni*: Allergia all'agente antimicotico.
- Antibiotici :
  - *Precauzioni*: attenzione ai segni di allergia, interazioni con altri farmaci (ad esempio, la contraccezione orale).
  - *Controindicazioni*: Allergie note, alcune malattie epatiche o renali.
- Farmaci per l'endometriosi :
  - *Precauzioni*: monitoraggio delle ossa per alcuni trattamenti prolungati.
  - *Controindicazioni*: gravidanza, allattamento, problemi epatici.
- Farmaci per la PCOS :
  - *Precauzioni*: monitoraggio degli effetti collaterali, monitoraggio dei livelli di zucchero nel caso della metformina.
  - *Controindicazioni*: insufficienza renale per la metformina.
- Bisfosfonati :
  - *Precauzioni*: rischio di osteonecrosi della mascella, assumere a stomaco vuoto.

- *Controindicazioni*: disturbi esofagei, grave insufficienza renale.
- Prostaglandine :
  - *Precauzioni* : Usare sotto controllo medico.
  - *Controindicazioni*: Allergia, alcune condizioni preesistenti.
- Antagonisti del GnRH :
  - *Precauzioni*: rischio di osteoporosi con l'uso prolungato.
  - *Controindicazioni*: gravidanza, allergie.
- Immunomodulatori :
  - *Precauzioni*: monitorare la funzionalità epatica.
  - *Controindicazioni*: Allergia al principio attivo.

Va notato che questo elenco è tutt'altro che esaustivo e rappresenta solo una panoramica generale. I farmaci devono sempre essere prescritti da un professionista sanitario, che terrà conto dell'anamnesi medica completa del paziente, nonché delle potenziali interazioni farmacologiche. I pazienti devono essere incoraggiati a porre domande al medico o al farmacista e a segnalare eventuali effetti collaterali o sintomi insoliti.

Capitolo 10

IL RAPPORTO PAZIENTE- FAMIGLIA

L'importanza della famiglia nel processo di assistenza

L'importanza della famiglia nel processo di cura è un aspetto essenziale e spesso trascurato, che influenza profondamente il recupero e il benessere del paziente. Ecco un'esplorazione approfondita di questo ruolo cruciale:

La famiglia è molto più di un semplice gruppo di persone legate da vincoli di sangue o legali. È una rete complessa di relazioni, esperienze condivise ed emozioni. Nel contesto medico, la famiglia può svolgere una serie di ruoli significativi, che hanno un impatto profondo sulla cura del paziente.

1. Supporto emotivo :
   • La presenza di una persona cara può fornire il necessario conforto durante un ricovero o un trattamento. Sapere che qualcuno si preoccupa, condividoro i ricordi o semplicemente sentire il calore di una mano familiare può fare una grande differenza per il benessere emotivo del paziente.
2. Comunicazione :
   • I familiari possono aiutare il personale di cura a comprendere meglio le esigenze, le preoccupazioni e le preferenze del paziente, soprattutto quando quest'ultimo non è in grado di comunicare in modo efficace.
3. Decisione medica :
   • Nelle situazioni in cui il paziente non può prendere decisioni informate, la famiglia spesso svolge il ruolo di decisore, in base alla sua conoscenza dei desideri e dei valori del paziente.
4. Assistenza domiciliare :
   • Una volta che il paziente è tornato a casa, la famiglia diventa spesso il principale fornitore di assistenza. Che si tratti di somministrare farmaci, cambiare una

medicazione o semplicemente aiutare nelle attività quotidiane, la famiglia è un attore centrale nel processo di guarigione.

5. Rilevazione precoce:
   - I membri della famiglia, grazie alla loro vicinanza, possono spesso notare i primi segni di un problema di salute o di complicazioni, e quindi consentire un intervento rapido.

6. Istruzione :
   - La famiglia può essere una risorsa per educare i pazienti sulla loro condizione, sul loro trattamento o sui comportamenti che dovrebbero adottare per migliorare la loro salute.

7. Prospettiva culturale :
   - In molte culture, la famiglia svolge un ruolo centrale in tutti gli aspetti della vita, compresa la salute. Rispettare e comprendere questi legami è essenziale per fornire un'assistenza adeguata ed efficace.

La famiglia è un pilastro essenziale del processo di cura. Svolge un ruolo centrale non solo nel benessere emotivo del paziente, ma anche negli aspetti pratici e decisionali dell'assistenza. Riconoscere e integrare questo ruolo può migliorare notevolmente la qualità dell'assistenza e la soddisfazione del paziente.

Gestire le aspettative e le preoccupazioni della famiglia

Gestire le aspettative e le preoccupazioni della famiglia quando una persona cara si sottopone a un trattamento medico è una danza delicata, che combina scienza, compassione e psicologia. L'ospedale, con i suoi corridoi immacolati e l'atmosfera sterile, può spesso sembrare un labirinto confuso per chi non ha familiarità con il suo funzionamento. Per la famiglia, ogni bip di un monitor, ogni sussurro tra operatori sanitari, ogni cambiamento, per quanto piccolo, può essere fonte di preoccupazione.

Il cuore di questa situazione è la comunicazione. Parlare apertamente e onestamente, ma con sensibilità, è essenziale. Le famiglie cercano la verità, ma anche la speranza. Pertanto, quando si condividono informazioni, queste devono essere chiare, prive di un gergo medico complesso e rispettose delle emozioni dei propri cari. L'obiettivo non è solo quello di dire cosa sta succedendo, ma anche di spiegare perché e come.

Ma la comunicazione non è una strada a senso unico. L'ascolto è altrettanto vitale. Ascoltare le preoccupazioni, le paure e persino le speranze della famiglia ci aiuta a comprendere meglio le sue esigenze e a regolare l'assistenza di conseguenza. È in questi momenti di ascolto che gli operatori sanitari possono cogliere le sfumature delle aspettative della famiglia, che non sempre vengono espresse esplicitamente.

Allo stesso tempo, l'istruzione gioca un ruolo importante. Le famiglie spesso hanno sete di comprensione. Fornendo loro risorse educative adeguate e guidandoli attraverso workshop o sessioni informative, diamo loro gli strumenti per comprendere meglio la situazione, che a sua volta può alleviare parte della loro ansia.

È anche essenziale riconoscere che ogni famiglia, come ogni individuo, è unica. Le loro reazioni emotive, le loro credenze, le loro tradizioni e i loro rituali devono essere rispettati e presi in considerazione nel processo di cura. A volte, offrire uno spazio tranquillo dove la famiglia possa ritirarsi, o suggerire il coinvolgimento di specialisti per fornire un supporto psicosociale, può fare un'enorme differenza.

In definitiva, la gestione delle aspettative e delle preoccupazioni della famiglia è un atto di equilibrio che richiede sia abilità tecnica che umanità. È un viaggio che gli operatori sanitari e le famiglie intraprendono insieme, sostenendosi a vicenda per raggiungere l'obiettivo comune del benessere del paziente.

Comunicazione efficace con i parenti

Una comunicazione efficace con i parenti è un'abilità fondamentale per qualsiasi professionista sanitario. È ancora più cruciale in settori come la maternità e la ginecologia, dove le emozioni possono essere più forti e la posta in gioco particolarmente alta. Le persone vicine al paziente, siano esse partner, parenti o amici, svolgono un ruolo centrale nel sostegno e nel benessere del paziente.

Quando si tratta di comunicare con loro, ci sono diversi principi chiave che possono guidare un approccio empatico e informato:

- **Ascolto attivo:** prima di parlare, è fondamentale ascoltare. Comprendendo le preoccupazioni, le paure e le speranze dei suoi cari, potrà adattare il suo messaggio e affrontare argomenti delicati con tatto.
- **Chiarezza e semplicità: sebbene sia** allettante utilizzare il gergo medico, è meglio optare per termini semplici e comprensibili. L'obiettivo è garantire che il messaggio non solo venga ascoltato, ma anche compreso.
- **Onestà:** le persone care meritano la verità, anche quando è difficile da sentire. Questo non significa essere schietti, ma piuttosto trovare un equilibrio tra onestà e compassione.
- **Convalida delle emozioni:** I sentimenti delle persone care sono reali e validi. Riconoscerli,

117

nominarli e convalidarli può aiutare a costruire un rapporto di fiducia.

- **Coinvolgimento:** I parenti devono sentirsi coinvolti nelle decisioni che riguardano il paziente. Ciò significa tenerli informati, rispondere alle loro domande e consultarli quando è opportuno.
- **Fornire risorse:** indirizzare i propri cari verso ulteriori informazioni, che si tratti di opuscoli, siti web o gruppi di sostegno, può aiutarli a comprendere e gestire meglio la situazione.
- **Feedback regolare:** la situazione del paziente può cambiare. È quindi essenziale mantenere una comunicazione aperta e regolare con le persone vicine al paziente, tenendole informate dei progressi, dei cambiamenti o delle possibili complicazioni.
- **Gestione dei conflitti:** a volte i parenti possono essere in disaccordo con il piano di assistenza o con il modo in cui vengono gestite le cose. In questi casi, è importante adottare un approccio calmo e razionale, ascoltare le loro preoccupazioni e cercare un terreno comune.
- **Empatia:** più di ogni altra cosa, l'empatia è fondamentale. Mettersi nei panni dei suoi cari, capire la loro prospettiva e sentirsi veramente con loro è essenziale per una comunicazione sincera e autentica.

Comunicare efficacemente con i propri cari è sia un'arte che una scienza. È un viaggio di umanità, ascolto e condivisione, dove ogni interazione conta. È creando forti legami con i propri cari che gli operatori sanitari possono offrire un'assistenza veramente olistica e centrata sul paziente.

Capitolo 11

SALUTE MATERNA GLOBALE

Confronto tra l'assistenza ostetrica nei diversi Paesi

L'assistenza ostetrica varia notevolmente da un Paese all'altro, influenzata da fattori culturali, socio-economici, politici e tecnologici. Un confronto dell'assistenza ostetrica nei diversi Paesi rivela sia disparità che somiglianze nell'approccio e nella pratica.

Paesi sviluppati :
- Stati Uniti:
    - Sistema sanitario basato principalmente sull'assicurazione privata.
    - L'accesso all'assistenza pre e post-natale è molto sviluppato, ma spesso costoso.
    - Elevato ricorso al parto cesareo, a volte per motivi non medici.
    - Accesso a tecnologie all'avanguardia e a servizi specializzati.
- Regno Unito:
    - L'NHS (National Health Service) fornisce assistenza sanitaria gratuita, compresa l'assistenza alla maternità.
    - Forte presenza di ostetriche nel monitoraggio della gravidanza e del parto.
    - Approccio meno interventista rispetto ad altri Paesi occidentali.
- Francia :
    - Un sistema sanitario universale, con la maggior parte dei costi coperti dalla Sicurezza Sociale.
    - L'importanza dell'assistenza medica durante la gravidanza, con un monitoraggio regolare.
    - Disponibilità di centri per il parto per un approccio più naturale.

Paesi in via di sviluppo :
- India :
  - Mix di servizi pubblici e privati.
  - Progressi nella riduzione della mortalità materna, ma rimangono sfide nelle aree rurali.
  - Aumento dei parti cesarei negli ospedali privati urbani.
- Nigeria :
  - Alto   tasso di mortalità materna, soprattutto nelle aree remote.
  - Mancanza di risorse, soprattutto nelle aree rurali.
  - Le tradizioni e le credenze locali possono influenzare le decisioni ostetriche.
- Brasile:
  - Tasso molto alto di parti cesarei, soprattutto negli ospedali privati.
  - Modernizzare le infrastrutture mediche nelle aree urbane.
  - Iniziative per promuovere il parto naturale e ridurre gli interventi non necessari.

Tendenze globali :
- **Uso crescente della tecnologia:** dagli ultrasuoni al monitoraggio digitale, la tecnologia sta giocando un ruolo sempre più centrale, anche nei Paesi a basse risorse.
- **Un cambiamento verso un'assistenza centrata sul paziente:** Riconoscimento dell'importanza dell'autonomia delle donne e della loro partecipazione attiva al processo decisionale.
- **Sensibilizzazione sui diritti alla salute riproduttiva:** l'accesso a un'assistenza ostetrica di qualità è considerato un diritto umano fondamentale.

Sebbene ogni Paese abbia le proprie sfide e i propri approcci all'assistenza ostetrica, esiste un movimento globale volto a migliorare la qualità dell'assistenza e a tenere conto dei desideri e delle esigenze delle donne.

Le sfide della salute materna nei Paesi a basse risorse

La salute materna è un indicatore chiave del benessere generale e dello sviluppo di una nazione. Nei Paesi a basse risorse, le sfide della salute materna sono particolarmente acute e critiche. Queste sfide sono influenzate da fattori socio-economici, culturali, politici e infrastrutturali. Diamo un'occhiata più da vicino ad alcune di queste sfide.

1. Accesso limitato all'assistenza sanitaria:
   - Molte donne vivono in aree remote e non hanno facile accesso alle strutture sanitarie.
   - Le strade inadeguate, la mancanza di mezzi di trasporto e la distanza dai centri sanitari possono scoraggiare le donne dal richiedere l'assistenza pre e post-natale.
2. Mancanza di risorse mediche:
   - Gli ospedali e le cliniche sono spesso poco attrezzati, con carenze di medicinali, attrezzature e forniture essenziali.
   - C'è una carenza di personale sanitario e spesso di specialisti, come ginecologi o pediatri.

3. Qualità variabile dell'assistenza:
   - La formazione inadeguata del personale sanitario, la mancanza di standard e protocolli e l'assenza di supervisione possono compromettere la qualità dell'assistenza fornita.
4. Problemi socio-culturali:
   - Alcuni tabù e credenze culturali possono ostacolare l'accesso all'assistenza alla maternità, come la

convinzione che il parto in casa sia preferibile o la vergogna associata a certe complicazioni.

- Le decisioni sulla salute di una donna possono spesso essere influenzate dai membri anziani della famiglia o dal marito, piuttosto che dalla donna stessa.

5. Costi proibitivi :
- Anche quando l'assistenza è disponibile, i costi possono essere proibitivi per molte famiglie, dissuadendole dal rivolgersi a un medico.

6. Mancanza di educazione e consapevolezza:
- Molte donne non hanno accesso all'istruzione di base e quindi non sono informate sulle migliori pratiche in materia di salute riproduttiva e materna.

7. Questioni politiche e di governance:
- In alcune regioni, la mancanza di volontà politica, la corruzione o l'instabilità possono ostacolare l'attuazione di programmi e iniziative efficaci per la salute materna.

8. Emergenze e conflitti :
- I conflitti, gli spostamenti di popolazione e le emergenze possono interrompere seriamente l'accesso all'assistenza alla maternità e aggravare i rischi per le donne incinte.

9. Questioni di diritti umani:
- In alcuni contesti, le donne possono essere esposte a pratiche dannose come il matrimonio precoce, la mutilazione genitale femminile o la discriminazione di genere, che hanno un impatto diretto sulla loro salute materna.

10. Salute sessuale e riproduttiva :
- L'accesso limitato alla contraccezione, la mancanza di educazione sessuale e gli alti tassi di gravidanze indesiderate contribuiscono alle sfide della salute materna.

Di fronte a queste grandi sfide, è fondamentale adottare un approccio olistico per migliorare la salute materna nei

Paesi a basse risorse, concentrandosi su istruzione, infrastrutture, accesso alle cure, formazione del personale medico e sensibilizzazione della comunità.

L'importanza di solidarietà internazionale

La solidarietà internazionale svolge un ruolo fondamentale nel plasmare il nostro mondo di oggi. In un'epoca in cui i confini sembrano sempre più porosi, in cui i problemi di un Paese possono diventare rapidamente crisi globali, questa solidarietà non è solo un nobile ideale, ma una necessità pragmatica. Diamo un'occhiata più da vicino all'importanza della solidarietà internazionale:

1. Interdipendenza globale: nell'era della globalizzazione, i Paesi sono più interconnessi che mai. Che si tratti di commercio, finanza, tecnologia o ambiente, le azioni (o le inazioni) in una regione possono avere ripercussioni in un'altra, a volte a migliaia di chilometri di distanza.

2. Rispondere alle crisi umanitarie: disastri naturali, conflitti armati ed epidemie non conoscono confini. La solidarietà internazionale permette di mobilitare rapidamente risorse, competenze e tecnologie per rispondere efficacemente a queste emergenze.

3. Combattere la disuguaglianza: sebbene la prosperità globale sia aumentata, la disuguaglianza rimane, sia all'interno che tra i Paesi. La solidarietà internazionale mira a bilanciare queste disparità, assicurando che tutti, indipendentemente dalla nascita, abbiano accesso a opportunità equivalenti.

4. Promuovere la pace: rafforzando i legami tra le nazioni e favorendo la comprensione reciproca, la solidarietà internazionale può svolgere un ruolo preventivo nei conflitti e contribuire alla costruzione della pace.

5. Protezione ambientale: I problemi ambientali come il cambiamento climatico, la perdita di biodiversità e l'inquinamento marino sono intrinsecamente transnazionali. Per essere affrontati in modo efficace, richiedono un'azione concertata e una solidarietà senza precedenti tra i Paesi.

6. Sradicamento delle malattie: Le epidemie possono diffondersi rapidamente su scala globale. La solidarietà internazionale, attraverso organizzazioni come l'OMS, permette di coordinare la prevenzione, il trattamento e l'eradicazione delle malattie.

7. Condividere la conoscenza e l'innovazione: lavorando insieme, i Paesi possono condividere le migliori pratiche, le innovazioni tecnologiche e i progressi scientifici, accelerando il progresso per tutti.

8. Rafforzare i diritti umani: La solidarietà internazionale svolge un ruolo essenziale nella promozione e nella protezione dei diritti umani, garantendo che le ingiustizie non vengano ignorate e offrendo sostegno alle popolazioni oppresse.

9. Sviluppo sostenibile: gli Obiettivi di Sviluppo Sostenibile (SDGs) delle Nazioni Unite, che mirano a un futuro migliore e più sostenibile per tutti, si basano sul principio della solidarietà globale.

10. Espressione di valori condivisi: al di là dei benefici pratici, la solidarietà internazionale riflette i valori condivisi di empatia, rispetto e giustizia, ricordando a tutti noi la nostra comune umanità.

In definitiva, la solidarietà internazionale non è solo una strategia; è un'espressione della nostra responsabilità collettiva come abitanti di questo pianeta. In un mondo che affronta sfide senza precedenti, è questa solidarietà che può guidarci verso un futuro più equilibrato, giusto e armonioso.

Capitolo 12

ASPETTI CULTURALI E SPIRITUALI

Tenere conto delle differenze culturali

Tenere conto delle differenze culturali è un'abilità essenziale, soprattutto in settori come l'assistenza sanitaria, dove il rapporto tra professionista e paziente è al centro dell'assistenza. In ostetricia e ginecologia, ciò è tanto più importante in quanto queste specialità mediche toccano aspetti molto intimi della vita delle donne, dove le credenze, le tradizioni e le pratiche culturali giocano un ruolo significativo.

In un mondo globalizzato, dove i movimenti della popolazione sono comuni, un'unità di maternità o un reparto di ginecologia possono ricevere pazienti provenienti da diversi contesti culturali. Queste differenze possono influenzare non solo il modo in cui i pazienti percepiscono la loro salute, ma anche le loro aspettative di assistenza medica, il modo in cui comunicano e persino la loro soglia del dolore.

1. Rispetto e apertura mentale: Il primo passo è riconoscere e accettare che ogni cultura ha i propri valori, credenze e pratiche. Lungi dall'essere un ostacolo, queste differenze dovrebbero essere viste come opportunità per imparare e per fornire un'assistenza più personalizzata.

2. Comunicazione: le barriere linguistiche possono rappresentare una sfida importante. Potrebbe essere necessario utilizzare interpreti o strumenti di traduzione. Ma al di là della lingua, è importante comprendere le sfumature culturali della comunicazione: il contatto visivo, la distanza fisica, i gesti - tutti questi elementi possono avere significati diversi nelle varie culture.

3. Consenso informato: le nozioni di autonomia e di processo decisionale possono variare. In alcune culture, ad esempio, le decisioni mediche possono essere prese da altri membri della famiglia piuttosto che dalla paziente stessa.

4. Credenze e pratiche tradizionali: alcuni rituali o credenze possono influenzare il modo in cui il paziente percepisce una malattia, una gravidanza o un trattamento. Comprendendo queste credenze, l'operatore sanitario può offrire un'assistenza più adeguata ed evitare malintesi.

5. Approccio olistico: alcune culture possono avere una visione più olistica della salute, che incorpora aspetti spirituali, emotivi e sociali. Queste prospettive possono essere integrate nel piano di assistenza per un approccio più olistico.

6. Modestia e intimità: le nozioni di modestia variano enormemente da una cultura all'altra. È essenziale esserne consapevoli, soprattutto in una specialità in cui gli esami fisici possono essere molto intimi.

7. Formazione e aggiornamento: la formazione interculturale dovrebbe essere parte integrante della formazione medica. Può aiutare i professionisti ad anticipare e gestire le sfide culturali con competenza e sensibilità.

8. Feedback: incoraggiare i pazienti a condividere le loro esperienze e preoccupazioni può fornire spunti preziosi per migliorare l'assistenza.

In breve, prendere in considerazione le differenze culturali non è solo una questione di rispetto o di apertura mentale; è una componente essenziale di un'assistenza di qualità. Integrando la diversità culturale nella pratica medica, possiamo sperare non solo di ridurre le disuguaglianze di salute, ma anche di fornire un'assistenza più empatica, personalizzata ed efficace.

La spiritualità nel processo di cura

La spiritualità, spesso interconnessa ma distinta dalla religione, è una componente profonda dell'esperienza umana che dà significato e scopo alla vita, collegando gli individui a se stessi, agli altri, alla natura e, per alcuni, a un potere superiore. Nel campo dell'assistenza sanitaria, in particolare nelle specialità intime come l'ostetricia e la ginecologia, tenere conto della spiritualità può svolgere un ruolo cruciale nel modo in cui i pazienti vivono la salute, la malattia, la guarigione o persino il parto.

1. Riconoscimento della dimensione spirituale: ogni individuo ha la propria spiritualità, sia formalmente riconosciuta attraverso una religione, sia manifestata in modi più sottili attraverso credenze, valori e pratiche personali. Gli operatori sanitari devono riconoscere questa dimensione nei loro pazienti e capire come può influenzare la loro esperienza.

2. Spiritualità e salute: numerosi studi hanno dimostrato che la spiritualità può avere effetti benefici sulla salute, sia rafforzando il sistema immunitario, sia migliorando il benessere emotivo, sia offrendo conforto e resilienza di fronte alla malattia.

3. Rispetto e sensibilità: è fondamentale trattare le credenze e le pratiche spirituali dei pazienti con rispetto. Per alcuni, alcune procedure o decisioni mediche possono essere in conflitto con le loro credenze spirituali, ed è essenziale gestire queste situazioni con grande sensibilità.

4. Integrazione nel piano di cura: le esigenze spirituali dei pazienti possono essere integrate nel piano di cura. Ciò potrebbe comportare, ad esempio, la messa a disposizione di uno spazio per la preghiera, l'accoglienza di un consulente spirituale in ospedale o l'adattamento dell'assistenza per rispettare le convinzioni spirituali del paziente.

5. Sostegno nei momenti difficili: i momenti di crisi, come una diagnosi difficile, una perdita perinatale o un intervento chirurgico importante, possono scuotere la spiritualità di una persona. Offrire un sostegno spirituale in questi momenti può essere un'ancora di salvezza per molti pazienti.

6. Formazione dei professionisti: La formazione interculturale e interreligiosa può preparare gli operatori sanitari a comprendere e rispettare le esigenze spirituali dei loro pazienti. Questo non solo li rende più empatici, ma anche più efficaci nel loro ruolo.

7. Limiti e riferimenti: sebbene la considerazione della dimensione spirituale sia essenziale, gli operatori sanitari devono anche riconoscere i propri limiti. Se si sentono sopraffatti o in contrasto con le convinzioni del paziente, può essere saggio rivolgersi a uno specialista in assistenza spirituale.

Per molte persone, la spiritualità è un pilastro della loro vita, che offre conforto, direzione e resilienza. Riconoscendo e integrando questa dimensione nel processo di cura, i professionisti possono offrire un'assistenza più olistica, rispettosa e adatta alle esigenze più profonde dei pazienti.

Supporto rituali e tradizioni

I rituali e le tradizioni occupano un posto centrale nella vita di molte persone, segnando le tappe fondamentali, offrendo conforto e rafforzando i legami comunitari. Nel contesto della maternità-ginecologia, riconoscere e sostenere queste pratiche può essere essenziale per fornire un'assistenza rispettosa e olistica.

1. Comprendere la diversità delle pratiche:
Ogni cultura, religione e famiglia può avere i propri rituali e tradizioni relativi alla gravidanza, alla nascita, alla maternità e anche all'assistenza ginecologica. Gli operatori sanitari devono essere informati e aperti a questa diversità.

2. L'importanza del dialogo:
Il dialogo con la paziente e la sua famiglia è fondamentale. Aiuta a capire i loro desideri, le loro credenze e le loro esigenze rituali, e ad adattare l'assistenza di conseguenza.

3. Rituale di benvenuto:

Molte culture hanno cerimonie o rituali per accogliere un nuovo bambino nella comunità o nella famiglia. Gli operatori sanitari possono aiutare a facilitare questi rituali, riservando uno spazio in ospedale o adattando il programma di assistenza.

4. Tradizioni legate al lutto :

In caso di perdita perinatale o di diagnosi difficile, è essenziale comprendere e rispettare i rituali di lutto specifici della cultura o della religione del paziente. Ciò può comportare riti funebri, preghiere o altre cerimonie.

5. Sostenere le tradizioni alimentari :

Alcune tradizioni o religioni possono prevedere requisiti o restrizioni alimentari specifiche per la madre dopo il parto. Riconoscere e assecondare queste esigenze può giocare un ruolo cruciale per il benessere della paziente.

6. Rituali ginecologici :

Alcune culture hanno tradizioni o rituali relativi alle mestruazioni, alla menopausa o ad altri aspetti dell'assistenza ginecologica. I professionisti devono essere consapevoli di queste pratiche per fornire un'assistenza rispettosa e appropriata.

7. Formazione continua :

La formazione interculturale degli operatori sanitari è essenziale per riconoscere, comprendere e sostenere i rituali e le tradizioni dei loro pazienti. Questa formazione dovrebbe essere una parte standard della formazione in maternità-ginecologia.

8. Lavorare con i leader della comunità:

I leader religiosi o della comunità possono essere risorse eccellenti per informare e guidare gli operatori sanitari su rituali e tradizioni specifiche.

Integrando un approccio che rispetti i rituali e le tradizioni, i professionisti della maternità e della ginecologia possono offrire un'assistenza più personalizzata, olistica e profondamente umana. Questo riconoscimento crea fiducia, favorisce una migliore comunicazione e arricchisce l'esperienza assistenziale complessiva della paziente e della sua famiglia.

Capitolo 13

ASPETTI LEGALI ED ETICI

Diritti dei pazienti

L'assistenza in maternità e ginecologia è una questione delicata e intima per il paziente. Pertanto, deve essere affrontata nel rispetto dei diritti fondamentali di ogni individuo. Comprendere e promuovere i diritti dei pazienti è essenziale per garantire un'assistenza di alta qualità, dignitosa e rispettosa.

1. Diritto all'informazione:
Ogni paziente ha il diritto di essere informato in modo chiaro e comprensibile sul suo stato di salute, sulle procedure proposte, sui benefici e sui rischi associati e sulle possibili alternative.

2. Consenso informato :
Nessuna procedura o operazione medica può essere eseguita senza il consenso libero e informato del paziente. Tale consenso può essere ritirato in qualsiasi momento.

3. Diritto alla riservatezza:
Tutte le informazioni riguardanti la paziente, il suo stato di salute e le cure ricevute devono rimanere riservate. Solo gli operatori sanitari direttamente coinvolti nella sua assistenza possono accedervi, a meno che la paziente non decida altrimenti.

4. Rispetto dell'integrità fisica e morale:
Ogni paziente ha il diritto di essere trattato con dignità, rispetto e senza discriminazioni. Deve essere protetto da qualsiasi forma di violenza o abuso.

5. Diritto di rifiutare il trattamento:
Il paziente ha il diritto di rifiutare in tutto o in parte qualsiasi trattamento, anche se ciò può avere conseguenze per la sua salute. Deve essere informato di tali conseguenze.

6. Accesso alle cartelle cliniche:
Il paziente ha il diritto di accedere all'intera cartella clinica e di ottenerne una copia.

7. Diritto alla continuità delle cure:
Ogni paziente ha il diritto di ricevere un'assistenza continua e coerente, adeguata alle sue esigenze.

8. Il diritto al sostegno :
Nei reparti di maternità, le pazienti hanno il diritto di essere accompagnate da una persona di loro scelta durante le consultazioni, gli esami e, per quanto possibile, durante il parto.

9. Diritto di presentare un reclamo:
Se il paziente ritiene che i suoi diritti non siano stati rispettati o se ha subito un danno, ha il diritto di presentare un reclamo alla struttura sanitaria o alle autorità competenti.

10. Rispetto delle convinzioni e dei valori:
Le convinzioni religiose, culturali e morali del paziente devono essere rispettate nella misura in cui non compromettono la qualità e la sicurezza delle cure.

11. Diritto a un secondo parere:
Ogni paziente ha il diritto di chiedere a un altro professionista sanitario un secondo parere sulla sua condizione o sul trattamento proposto.

12. Partecipazione al processo decisionale:
I pazienti devono essere coinvolti nelle decisioni riguardanti la loro salute e la loro assistenza, come parte di un approccio di partnership con gli operatori sanitari.
Promuovere e rispettare questi diritti è fondamentale per stabilire un rapporto di fiducia tra pazienti e operatori sanitari e per garantire un'assistenza di alta qualità e incentrata sulla persona.

Riservatezza e privacy

La maternità e la ginecologia trattano argomenti profondamente intimi e sensibili, e la riservatezza e il rispetto della privacy dei pazienti sono fondamentali. L'assistenza in questo settore della medicina richiede un'attenzione e una sensibilità particolari, per garantire che le pazienti si sentano sicure, rispettate e ascoltate.

1. Il concetto di riservatezza :
La riservatezza è la pietra angolare del rapporto di fiducia tra paziente e professionista sanitario. Garantisce che qualsiasi informazione divulgata nel corso di un trattamento medico rimanga rigorosamente tra il paziente e l'operatore sanitario, a meno che non sia diversamente stabilito dalla legge.

2. Privacy in ospedale :
Anche in un ambiente ospedaliero, dove lo spazio può talvolta essere condiviso, la privacy del paziente deve essere rispettata. Questo include la privacy durante il trattamento, ma anche la protezione dei suoi dati personali.

3. Comunicazione di informazioni mediche:
Le informazioni relative allo stato di salute del paziente, ai trattamenti proposti o a qualsiasi altro aspetto della sua assistenza possono essere condivise solo con il suo consenso, salvo in circostanze eccezionali definite dalla legge.

4. Cartelle cliniche :
Questi documenti contengono dati sensibili e devono essere conservati in modo sicuro. Solo gli operatori sanitari direttamente coinvolti nella cura del paziente devono potervi accedere.

5. Discrezione degli operatori sanitari:
Oltre a rispettare la riservatezza medica, gli assistenti devono adottare un atteggiamento discreto, evitando commenti o discussioni inappropriate sui pazienti.

6. Consenso informato :
Prima di qualsiasi intervento o condivisione di informazioni, è fondamentale ottenere il consenso informato della paziente, per assicurarsi che comprenda appieno la situazione.

7. Diritti digitali :
Con l'evoluzione della tecnologia, sempre più informazioni mediche vengono archiviate digitalmente. È fondamentale garantire che questi dati siano protetti da accessi non autorizzati.

8. Privacy dopo l'assistenza:
La riservatezza non termina quando il paziente lascia l'ospedale. Gli assistenti devono continuare a rispettare la privacy del paziente in tutte le situazioni, comprese le discussioni al di fuori del contesto professionale.

9. Le sfide poste dai social media:
Nell'era digitale, gli operatori sanitari devono essere particolarmente attenti a come condividono e discutono le informazioni mediche, anche in forma anonima.

10. Istruzione e formazione :
È essenziale che tutto il personale medico e paramedico riceva una formazione adeguata sull'importanza della riservatezza e sulle migliori pratiche per garantirla.

La riservatezza e il rispetto della privacy non sono solo obblighi legali; sono al centro di un'assistenza di qualità in maternità-ginecologia. Garantiscono un'assistenza rispettosa e umana, adattata alle esigenze di ogni paziente.

Gestire i dilemmi etici

Come altre discipline mediche, la maternità e la ginecologia si trovano spesso al crocevia di questioni etiche. La complessità delle situazioni, il mix di emozioni, culture e credenze e il potenziale impatto delle decisioni mediche sulla vita di un individuo o di un'intera famiglia rendono questa specialità particolarmente sensibile. Affrontare e gestire i dilemmi etici è quindi una parte essenziale della formazione e della pratica in questo campo.

1. Definizione di dilemma etico:
Un dilemma etico si presenta quando c'è un conflitto tra due o più valori morali o principi etici in una determinata situazione, senza una soluzione chiaramente migliore o appropriata.

2. Affrontare scelte difficili:
In maternità e ginecologia, i dilemmi possono sorgere in qualsiasi momento, che si tratti della decisione di eseguire un parto cesareo, di gestire una gravidanza ad alto rischio o di questioni relative alla riproduzione assistita.

3. L'importanza della comunicazione:
Un dialogo aperto e rispettoso con i pazienti, le loro famiglie e tra i professionisti è essenziale se vogliamo navigare nelle acque talvolta agitate dell'etica.

4. Rispetto dell'autonomia del paziente:
Tutti hanno il diritto di prendere decisioni sulla propria salute. Tuttavia, come ci comportiamo quando queste decisioni sembrano andare contro il benessere del paziente o del feto?

5. Non-maleficenza e beneficenza :
Questi due principi etici fondamentali possono talvolta entrare in conflitto. Ad esempio, come bilanciare il dovere di non nuocere con il desiderio di aiutare, soprattutto quando gli interventi medici possono avere conseguenze inaspettate?

6. Giustizia ed equità :
Come possiamo garantire che tutti i pazienti ricevano un'assistenza equa, soprattutto in ambienti in cui le risorse sono limitate?

7. Questioni culturali :
Le credenze e i valori culturali possono influenzare la percezione dell'assistenza medica, i diritti dei pazienti e ciò che viene considerato etico o non etico.

8. Quadro giuridico e linee guida cliniche :
Sebbene la legge e le linee guida possano offrire una guida, non sempre coprono le sfumature dei dilemmi etici. Dove si colloca il confine tra la lettera della legge e lo spirito dell'etica?

9. Formazione etica:
L'importanza di formare gli operatori sanitari a riconoscere, comprendere e affrontare i dilemmi etici, utilizzando strumenti come i comitati etici o le discussioni di gruppo.

10. Supporto emotivo :
Affrontare i dilemmi etici può essere emotivamente faticoso per gli operatori sanitari. Dove e come può cercare supporto?

Affrontare i dilemmi etici in maternità e ginecologia richiede non solo una solida formazione clinica, ma anche sensibilità, empatia e capacità di mettere in discussione le proprie convinzioni. Solo un approccio olistico, centrato sul paziente e collaborativo può fornire le migliori risposte possibili in situazioni spesso complesse.

Capitolo 14

SALUTE E SICUREZZA SUL LAVORO

Prevenzione delle infezioni

La prevenzione delle infezioni nelle unità di maternità e ginecologia è un aspetto centrale dell'assistenza ai pazienti, che garantisce la sicurezza delle pazienti, dei loro neonati e di tutto il personale medico. In un ambiente in cui i pazienti sono spesso vulnerabili, come le sale parto o le sale operatorie ginecologiche, la diffusione delle infezioni può avere conseguenze disastrose.

1. Contesto e significato:
La maternità e la ginecologia, con le loro procedure invasive e la vicinanza ai neonati, presentano un elevato rischio di trasmissione di infezioni. Queste infezioni possono provenire dall'ambiente, dal personale infermieristico, da altre pazienti o anche dalla paziente stessa.

2. Misure igieniche standard:
L'importanza di lavarsi le mani e di utilizzare guanti, maschere e grembiuli protettivi non può essere sottovalutata. Questi semplici gesti possono ridurre significativamente il rischio di trasmissione di agenti patogeni.

3. Sterilizzazione e disinfezione :
Tutti gli strumenti o le attrezzature che entrano in contatto con il paziente devono essere accuratamente sterilizzati o disinfettati per eliminare qualsiasi rischio di infezione.

4. Sorveglianza delle infezioni nosocomiali :
È fondamentale monitorare costantemente il verificarsi di infezioni nosocomiali, documentarle e trattarle rapidamente per evitare epidemie.

5. Vaccinazioni :
La vaccinazione del personale, dei pazienti (ove appropriato) e dei loro familiari può prevenire la diffusione di alcune malattie infettive.

6. Isolamento :
I pazienti che presentano sintomi di infezione o che sono noti come portatori di determinati batteri o virus devono essere isolati per proteggere gli altri.

7. Gestione dei rifiuti :
Lo smaltimento corretto dei rifiuti medici, in particolare di quelli taglienti e dei fluidi corporei, è fondamentale per prevenire la diffusione delle infezioni.

8. Formazione e consapevolezza :
La formazione regolare del personale sulle buone prassi e l'aggiornamento sulle ultime ricerche e raccomandazioni in materia di prevenzione delle infezioni sono fondamentali.

9. Protocolli post-esposizione :
In caso di esposizione accidentale ai fluidi corporei, è essenziale disporre di protocolli chiari per la gestione immediata, i test e, se necessario, il trattamento profilattico.

10. Collaborazione interdisciplinare :
La prevenzione delle infezioni richiede la collaborazione tra ostetrici, ginecologi, infermieri, microbiologi e altri specialisti per garantire un approccio coerente e completo.

La prevenzione delle infezioni nelle unità di maternità e ginecologia è una sfida importante che richiede una vigilanza costante, una formazione continua e una stretta collaborazione tra i vari operatori sanitari. L'attuazione di misure preventive rigorose non solo protegge i pazienti e la loro prole, ma garantisce anche un ambiente di lavoro sicuro per il personale medico.

Manipolazione sicura delle attrezzature

La manipolazione sicura delle apparecchiature nelle unità di maternità e ginecologia è essenziale per garantire la sicurezza di pazienti, neonati e personale medico. Queste apparecchiature, sia monouso che riutilizzabili, devono essere maneggiate con la massima cura per evitare qualsiasi forma di contaminazione o incidente.

1. Conoscenza e formazione :
Prima di maneggiare qualsiasi apparecchiatura, è essenziale ricevere una formazione adeguata. Conoscere l'apparecchiatura, come utilizzarla, le sue caratteristiche specifiche e le precauzioni d'uso è il primo passo verso una manipolazione sicura.

2. Igiene rigorosa:
Le mani devono essere accuratamente lavate e disinfettate prima e dopo aver maneggiato qualsiasi apparecchiatura. In alcuni casi, è necessario indossare guanti sterili.

3. Controllo pre-utilizzo :
Tutte le apparecchiature devono essere ispezionate per individuare eventuali difetti, segni di usura e contaminazione prima dell'uso.

4. Uso appropriato :
Ogni apparecchiatura deve essere utilizzata solo per lo scopo previsto, per evitare il rischio di danni o lesioni.

5. Manutenzione e assistenza:
Le apparecchiature riutilizzabili richiedono una manutenzione regolare. A seconda della loro natura, questa può includere la pulizia, la disinfezione, la sterilizzazione o i controlli tecnici.

6. Stoccaggio adeguato:
Le apparecchiature devono essere conservate in condizioni ottimali, al riparo da polvere, umidità e variazioni di temperatura, e sempre a portata di mano per un utilizzo immediato.

7. Smaltimento sicuro :
Le apparecchiature monouso o obsolete devono essere smaltite in modo sicuro, in conformità alle raccomandazioni e alle normative vigenti.

8. Formazione continua :
Il mondo medico è in continua evoluzione. È quindi fondamentale che il personale sia regolarmente formato sulle nuove tecnologie, sulle nuove pratiche e sui nuovi standard di sicurezza.

9. Protocolli in atto:
È necessario stabilire protocolli rigorosi per ogni fase della gestione delle apparecchiature, dal ricevimento allo smaltimento, per garantire un utilizzo coerente e sicuro.

10. Feedback :
Favorire un ambiente in cui il personale possa segnalare qualsiasi guasto o incidente alle apparecchiature senza timore, consentendo così un miglioramento continuo delle pratiche.

La manipolazione sicura delle apparecchiature in maternità e ginecologia è un elemento chiave per fornire un'assistenza di qualità e garantire la sicurezza di tutti. Un approccio preventivo, una formazione continua e una comunicazione aperta sono essenziali per garantire che ogni apparecchiatura sia utilizzata in modo ottimale e sicuro.

Gestire lo stress e la fatica

Lavorare in maternità e ginecologia è una professione gratificante e impegnativa al tempo stesso. L'emozione di accogliere una nuova vita si scontra con il rigore degli interventi chirurgici e la delicatezza del trattamento di varie patologie. Tutto questo, sommato agli orari di lavoro spesso irregolari, può portare a un notevole stress e alla stanchezza accumulata. Ecco come gestire questi aspetti per preservare la sua salute mentale e fisica, garantendo al contempo un'assistenza ottimale ai pazienti.

1. Riconoscimento e autovalutazione :
È fondamentale riconoscere i primi segnali di stress e stanchezza, in modo da poter agire di conseguenza. Mal di testa, maggiore irritabilità o frequenti dimenticanze possono essere segnali di allarme.

2. Pianificazione e pause:
Organizzare le sue giornate e le sue settimane con pause regolari per rilassarsi, fare stretching o anche meditaro, per quanto brevemente, può aiutarla a decomprimere.

3. Nutrizione e idratazione :
Una dieta equilibrata e un'idratazione sufficiente sono essenziali per mantenere stabili i livelli di energia e gestire lo stress.

4. Attività fisiche :
Anche un esercizio fisico moderato rilascia endorfine, gli ormoni del benessere che aiutano a combattere lo stress e la stanchezza.

5. Aree di dialogo :
Avere dei forum di discussione, sia con i colleghi, che con i superiori o i consulenti, le permette di esprimere i suoi sentimenti e di ricevere supporto.

6. Sonno ristoratore :
Dare priorità al sonno è essenziale. Può essere utile lavorare sulla sua igiene del sonno e optare per rituali rilassanti prima di andare a letto.

7. Tecniche di rilassamento :
Imparare e praticare tecniche come la meditazione, lo yoga o la respirazione profonda può aiutare a ridurre lo stress.

8. Formazione continua :
Partecipare a corsi di formazione sulla gestione dello stress e della fatica può fornire strumenti pratici adattati all'ambiente medico.

9. Impostazione dei limiti :
È fondamentale saper dire di no quando è necessario, delegare alcuni compiti e accettare di non poter fare tutto.

10. Ricerca dell'equilibrio:
Trovare un equilibrio tra lavoro e vita privata, dedicando tempo ai propri cari e agli hobby, aiuta a ricaricare le batterie e a mantenere una visione positiva.

11. Supporto professionale :
In alcuni casi, consultare un professionista della salute, come uno psicologo o un coach, può essere utile per sviluppare strategie di gestione dello stress e della fatica.

La gestione dello stress e della fatica in maternità e ginecologia richiede una consapevolezza proattiva, un'attenta pianificazione e un impegno nell'autocura. Riconoscere le sfide specifiche di questo settore e adottare strategie per affrontarle non solo garantisce il benessere dell'infermiere, ma anche una migliore assistenza al paziente.

Capitolo 15

COLLABORAZIONE INTERPROFESSIONALE

Lavorare con i medici, ostetriche e altri operatori sanitari

Nel mondo vibrante e multidimensionale della maternità e della ginecologia, la collaborazione fluida tra i vari professionisti sanitari è essenziale. Ognuno porta la propria esperienza, la propria prospettiva, ed è da questa sinergia che nasce un'assistenza di qualità, intrisa di umanità ed efficienza.

1. Comprendere i ruoli :
Ogni professionista ha una formazione e un'esperienza specifica. Comprendere i ruoli di medici, ostetriche, infermieri, assistenti, anestesisti, ecc. è il primo passo per garantire una collaborazione armoniosa.

2. Comunicazione aperta:
La chiave di un team efficace è una comunicazione chiara e regolare. Condividere osservazioni, preoccupazioni e raccomandazioni in modo costruttivo aiuta a garantire un'assistenza ottimale al paziente.

3. Rispetto reciproco:
Riconoscere il valore di ogni membro del team e rispettare le sue competenze assicura un ambiente di lavoro sereno e positivo.

4. Formazione interprofessionale:
Partecipare a corsi di formazione congiunti con altri operatori sanitari può rafforzare la coesione del team e migliorare la comprensione reciproca dei ruoli e delle responsabilità.

5. Feedback costruttivo:
Incoraggiarsi a vicenda, condividere i feedback positivi, ma anche discutere le aree di miglioramento significa che possiamo crescere insieme e migliorare costantemente.

6. Decisione collettiva :
Per i casi complessi, l'organizzazione di riunioni multidisciplinari in cui ogni professionista apporta il proprio punto di vista garantisce un processo decisionale equilibrato.

7. Coordinamento delle cure:
Garantire un trasferimento efficace delle informazioni tra i team durante i cambi di turno o i trasferimenti dei pazienti è fondamentale per la continuità dell'assistenza.

8. Conoscenza dei protocolli:
Tenersi al corrente dei protocolli attuali e assicurarsi che tutto il team sia sulla stessa lunghezza d'onda per quanto riguarda le procedure da seguire.

9. Gestione dei conflitti :
Se sorgono dei disaccordi, è essenziale affrontarli con una mente aperta, nell'interesse del paziente, e trovare soluzioni costruttive.

10. Scambio di esperienze:
Condividere aneddoti, successi e anche fallimenti ci permette di imparare gli uni dagli altri e di arricchire la nostra pratica professionale.

11. Rafforzare i legami al di fuori del lavoro :
Organizzare eventi di squadra al di fuori del contesto professionale può rafforzare i legami, favorire una migliore comprensione reciproca e creare un'atmosfera di squadra affiatata.

L'essenza stessa della maternità-ginecologia risiede nella cura olistica della donna, dal concepimento alla menopausa. Ogni professionista svolge un ruolo fondamentale in questo percorso, ed è insieme, con rispetto reciproco e collaborazione, che possiamo offrire la migliore assistenza possibile.

Comunicazione efficace e delega

La maternità e la ginecologia sono un mondo in cui è fondamentale un processo decisionale rapido, preciso e giudizioso. Al centro di questa dinamica ci sono due competenze essenziali per qualsiasi professionista sanitario: la comunicazione e la delega.
Comunicazione: un'arte e una scienza

- **Ascolto attivo:** non è sufficiente ascoltare, ma è necessario ascoltare attivamente - per capire cosa non viene detto, per percepire le preoccupazioni e anticipare le esigenze.
- **Chiarezza e concisione:** in un ambiente in cui ogni secondo conta, trasmettere informazioni in modo chiaro e conciso può fare la differenza.
- **Feedback:** garantire un feedback costante aiuta a confermare la comprensione reciproca e a identificare le aree di miglioramento.
- **Apertura mentale:** rispettare le opinioni degli altri, anche se differiscono dalle nostre, arricchisce le discussioni e spesso porta a soluzioni migliori.
- **Comunicazione non verbale: i** gesti, l'intonazione e il linguaggio del corpo spesso trasmettono altrettante o più informazioni delle parole stesse.

Delegare per massimizzare
- **Conoscenza delle competenze:** sapere cosa è in grado di fare ciascun membro del team è essenziale per poter delegare in modo efficace.
- **Fiducia: la** delega implica la fiducia in un'altra persona per lo svolgimento di un compito. Coltivare questa fiducia rafforza i legami all'interno del team.
- **Chiarezza delle aspettative:** Quando si delega un compito, è essenziale essere precisi su ciò che ci si aspetta in termini di risultati.

- **Follow-up:** delegare non significa "dimenticare". Un monitoraggio regolare assicura che tutto stia andando secondo i piani e offre l'opportunità di fornire supporto, se necessario.
- **Riconoscimento:** il riconoscimento di un lavoro ben fatto incoraggia il membro del team e rafforza la dinamica positiva.
- **Feedback costruttivo:** se vengono commessi degli errori, è essenziale discuterne in modo costruttivo, evitando di incolpare e concentrandosi sulle lezioni da imparare.

Nell'ambiente frenetico della maternità e della ginecologia, la comunicazione e la delega sono alleati preziosi. Queste abilità, se affinate e messe in pratica, non solo garantiscono un'assistenza ottimale al paziente, ma rafforzano anche la coesione del team, creando un ambiente di lavoro armonioso ed efficiente.

L'importanza del lavoro di squadra

In un reparto dinamico e sensibile come la maternità e la ginecologia, il lavoro di squadra trascende la sua semplice definizione per diventare la spina dorsale di qualsiasi intervento di successo. È la manifestazione vivente della sinergia, dove le competenze combinate dei singoli si moltiplicano per creare un insieme potente.

Un'orchestra armoniosa
Immagini un'orchestra. Ogni musicista è esperto del proprio strumento, ma sono la coordinazione, la sincronizzazione e l'armonia tra loro a creare una magnifica melodia. Allo stesso modo, nella maternità-ginecologia, ogni professionista - sia esso infermiere, medico, ostetrico o tecnico - apporta la propria esperienza unica al tavolo. Ma è la loro capacità di lavorare insieme, di comunicare

efficacemente e di sostenersi a vicenda che garantisce la migliore assistenza ai pazienti.

I pilastri del lavoro di squadra
- **Fiducia reciproca: la** fiducia è la linfa vitale di qualsiasi team. Permette a ciascun membro di affidarsi ai suoi colleghi, sapendo che faranno del loro meglio nella loro area di competenza.
- **Comunicazione aperta:** uno scambio di informazioni trasparente e costante evita i malintesi e facilita un processo decisionale informato.
- **Competenze complementari:** ogni professionista apporta una competenza unica, ed è questa diversità che consente di affrontare tutte le sfaccettature di una determinata situazione.
- **Sostegno reciproco:** nei momenti di tensione, sapere di poter contare sul sostegno dei suoi colleghi fa la differenza. Aumenta il morale e incoraggia un atteggiamento proattivo.
- **Apprendimento continuo:** il mondo medico è in continua evoluzione. Lavorare in team ci permette di condividere nuove conoscenze e di adattarci rapidamente alle innovazioni.
- **Celebrazione collettiva:** celebrare i successi come squadra rafforza la coesione e crea un senso di appartenenza.

Un impatto misurabile
La vera prova dell'efficacia di un team sta nei suoi risultati. In maternità-ginecologia, un forte lavoro di squadra si traduce in interventi più rapidi, meno errori medici, migliore assistenza al paziente e, in definitiva, un'esperienza migliore per tutti, compresi gli stessi operatori sanitari.

L'importanza del lavoro di squadra in maternità-ginecologia è inestimabile. È la chiave per un'assistenza eccezionale, esperienze gratificanti per i professionisti e risultati positivi per i pazienti. Un team affiatato è molto più della somma delle sue parti; è il cuore pulsante di qualsiasi servizio di maternità-ginecologia fiorente.

Capitolo 16

TECNICHE COMPLEMENTARI IN MATERNITÀ E GINECOLOGIA

Fisioterapia pelvica

La fisioterapia pelvica, che a volte è poco conosciuta dal grande pubblico, è una specialità della fisioterapia che si concentra sul trattamento e sulla prevenzione dei disturbi muscolo-scheletrici e funzionali del pavimento pelvico. È rilevante sia per le donne che per gli uomini, affrontando una serie di problemi spesso delicati ma cruciali per la qualità della vita.

Un'anatomia complessa

Il pavimento pelvico è una struttura muscolare composta da diversi strati che si estendono dal pube al coccige. Sostiene gli organi pelvici, come la vescica, l'intestino e l'utero (nelle donne). La sua integrità è essenziale per garantire la continenza urinaria e fecale, nonché una sana funzione sessuale e riproduttiva.

Indicazioni per la fisioterapia pelvica

La fisioterapia pelvica può essere indicata per :
- **Incontinenza**: urinaria o fecale.
- Disfunzione del pavimento pelvico: prolasso, dolore.
- **Dolore pelvico**: può essere legato a diverse cause, come endometriosi, infezioni, interventi chirurgici, ecc.
- **Dispareunia**: dolore durante il rapporto sessuale.
- **Riabilitazione post-partum**: per aiutare il recupero dopo il parto.
- **Problemi post-chirurgici**: in seguito a isterectomia, prostatectomia, ecc.
- **Problemi maschili**: dolore ai testicoli, post-prostatectomia.

Tecniche comuni
- **Biofeedback**: questa tecnica utilizza elettrodi per misurare l'attività muscolare, fornendo al paziente e al

160

terapeuta un feedback in tempo reale sulla funzione muscolare.

- **Elettrostimolazione**: aiuta a rafforzare i muscoli o a ridurre il dolore.
- **Terapia manuale**: palpazione e manipolazione delicata per migliorare la mobilità e la funzionalità.
- **Esercizi specifici**: rafforzamento, allungamento e rilassamento dei muscoli pelvici.

La sensibilità del soggetto
Non si può negare che l'area pelvica sia una zona intima e spesso tabù. La fisioterapia pelvica richiede quindi una grande finezza nella comunicazione, un ascolto attento e un assoluto rispetto per il pudore del paziente.

La fisioterapia pelvica è un'area preziosa della riabilitazione, che offre ai pazienti soluzioni non invasive e specialistiche per una serie di condizioni. Il suo ruolo è essenziale, non solo per ripristinare la funzionalità, ma anche per recuperare la fiducia e il benessere generale.

Agopuntura in ostetricia

L'agopuntura, una disciplina millenaria derivata dalla medicina tradizionale cinese, ha attraversato i secoli e i continenti per diventare gradualmente parte dell'assistenza sanitaria occidentale. In ostetricia, questa tecnica, che si concentra sul bilanciamento delle energie e sulla regolazione delle funzioni corporee, offre un'alternativa o un complemento alla medicina convenzionale, rispondendo alla crescente domanda di approcci più naturali e meno invasivi.

I principi fondamentali
L'agopuntura si basa sull'idea che l'energia vitale, il Qi (pronunciato "tchi"), circoli nel corpo attraverso i meridiani.

Gli squilibri o le ostruzioni di questa circolazione possono causare malattie o sintomi. Inserendo aghi sottili in punti precisi del corpo, l'agopuntore cerca di ripristinare questo equilibrio e di promuovere la salute e il benessere.
Agopuntura nell'assistenza perinatale

Diversi studi hanno esplorato l'efficacia e la sicurezza dell'agopuntura in ostetricia. Ecco alcune aree in cui l'agopuntura viene utilizzata di frequente:

- **Nausea e vomito durante la gravidanza**: alcuni punti di agopuntura sono noti per ridurre questi sintomi frequenti durante il primo trimestre.
- **Dolore durante il travaglio**: l'agopuntura può offrire una gestione alternativa o complementare del dolore durante il travaglio, in particolare per le donne che vogliono evitare o ridurre al minimo l'uso di farmaci analgesici.
- **Travaglio ritardato**: può essere utilizzato per incoraggiare le donne che hanno superato il termine del parto a entrare in travaglio.
- **Posizione fetale inadeguata**: L'agopuntura, spesso combinata con la moxibustione (una tecnica che utilizza il calore di un'erba chiamata artemisia), può aiutare a girare i feti in presentazione podalica.
- **Dolore post-parto**: può aiutare ad alleviare il dolore dopo il parto, sia esso dovuto a un taglio cesareo, a un'episiotomia o a un dolore muscolare.
- **Depressione post-partum**: diversi studi suggeriscono che l'agopuntura può avere un ruolo nella gestione della depressione post-partum.

Sicurezza
L'agopuntura, se eseguita da professionisti esperti e qualificati, è generalmente considerata sicura. Tuttavia, è essenziale informare sempre il suo medico o l'ostetrica di

qualsiasi altro trattamento che sta considerando o subendo.

L'agopuntura in ostetricia illustra l'incontro tra la saggezza antica e la scienza moderna. Come opzione di trattamento non farmacologico, offre alle donne incinte e alle neomamme soluzioni per affrontare le sfide fisiche ed emotive della maternità. Mentre la ricerca continua a esplorare e definire il suo ruolo, molte donne stanno già testimoniando i suoi benefici.

Il ruolo della dietetica e della nutrizione

Nel mondo della maternità e della ginecologia, la nutrizione è di vitale importanza. Dal desiderio di gravidanza al periodo post-parto, passando per la prevenzione e il trattamento di alcune patologie ginecologiche, la dietologia svolge un ruolo centrale.

Solide basi per il design
Anche prima del concepimento, una dieta equilibrata può influenzare la fertilità. Per le coppie che hanno difficoltà a concepire, i cambiamenti nella dieta possono talvolta aiutare a ottimizzare le possibilità di gravidanza. Gli acidi grassi Omega-3, lo zinco, il selenio e alcune vitamine, ad esempio, sono essenziali per la salute riproduttiva.

Alimentazione in gravidanza: nutrire due persone
La gravidanza è un periodo in cui le esigenze nutrizionali aumentano. La futura mamma deve soddisfare non solo le proprie esigenze, ma anche quelle del suo bambino in via di sviluppo. Una carenza di folato, ad esempio, può portare a difetti del tubo neurale nel feto. Allo stesso modo, una dieta ricca di ferro può prevenire l'anemia, che è comune durante la gravidanza. Un aumento di peso adeguato,

seguendo precise raccomandazioni, aiuta anche a prevenire le complicazioni ostetriche.

La dietetica al servizio della ginecologia
All'interno dello spettro ginecologico, anche la dieta ha la sua importanza. Le donne che soffrono di sindrome dell'ovaio policistico (PCOS) possono trarre beneficio da una dieta personalizzata per gestire i loro sintomi. Allo stesso modo, una dieta ricca di fitoestrogeni può aiutare ad alleviare i sintomi della menopausa.

Dopo il parto: recupero e allattamento
Il periodo post-parto è un momento impegnativo per il corpo della donna. Una dieta equilibrata facilita il recupero dopo il parto e garantisce una lattazione ottimale per chi allatta. Il fabbisogno di calorie e di nutrienti, come il calcio e le vitamine, aumenta durante l'allattamento.

Il ruolo della dietologia e della nutrizione nella maternità e nella ginecologia è fondamentale. L'alimentazione influenza non solo il benessere della donna per tutta la vita, ma anche la salute della generazione successiva. Gli operatori sanitari della maternità e della ginecologia hanno la responsabilità di sottolineare questa importanza e di guidare le donne verso scelte alimentari sane, adatte a ogni fase della loro vita riproduttiva.

Capitolo 17

L'IMPATTO DELLA TECNOLOGIA E TELEMEDICINA

Utilizzo dell'apparecchiatura sorveglianza a distanza

Gli sviluppi tecnologici hanno trasformato radicalmente l'assistenza medica. Tra le principali innovazioni vi sono i dispositivi di monitoraggio a distanza, che sono diventati essenziali per il monitoraggio delle gravidanze e delle patologie ginecologiche. Questi dispositivi consentono una maggiore reattività, un monitoraggio personalizzato e l'ottimizzazione del percorso di cura.

Telemonitoraggio in gravidanza
La gravidanza, anche se naturale, è un momento in cui il monitoraggio della madre e del feto è fondamentale. Il telemonitoraggio, o monitoraggio a distanza, svolge un ruolo cruciale in questo caso. Utilizzando sensori e dispositivi portatili, è possibile monitorare i parametri vitali della madre e i movimenti o la frequenza cardiaca del feto in tempo reale. Per le gravidanze ad alto rischio, questa tecnologia rappresenta un importante progresso, in quanto consente agli operatori sanitari di essere avvisati rapidamente in caso di anomalia.

Monitoraggio post-operatorio in ginecologia
Dopo un intervento chirurgico ginecologico, il monitoraggio remoto consente di seguire più da vicino le pazienti. Che si tratti di monitorare la temperatura, la frequenza cardiaca, la pressione sanguigna o qualsiasi altro parametro, questi dispositivi riducono il tempo di permanenza in ospedale, garantendo al contempo la massima sicurezza.

Strumenti di comunicazione migliorati
Oltre al semplice monitoraggio, questi dispositivi offrono una migliore comunicazione tra il paziente e il team sanitario. Tramite applicazioni dedicate, i pazienti possono comunicare i loro sentimenti, dolori o preoccupazioni e ricevere una risposta rapida. Questa comunicazione

migliorata è rassicurante e contribuisce al benessere del paziente.

Verso la medicina personalizzata
La grande forza del monitoraggio a distanza sta nella capacità di personalizzare l'assistenza. Ogni donna è unica e la sua gravidanza o il suo stato di salute richiedono un'attenzione su misura. Con un flusso continuo di informazioni, i team medici possono adattare i trattamenti e gli interventi in base ai dati reali e aggiornati.

I dispositivi di monitoraggio remoto in maternità e ginecologia sono molto più di un semplice sviluppo tecnologico; rappresentano una rivoluzione nel modo in cui l'assistenza viene affrontata e gestita. Mettendo il paziente al centro del processo e fornendo agli operatori sanitari strumenti adeguati, queste innovazioni migliorano la qualità, la sicurezza e l'efficacia dell'assistenza fornita.

Consultazioni virtuali

In un mondo sempre più digitalizzato, le consultazioni virtuali hanno guadagnato popolarità e si sono affermate nel panorama medico. In maternità e ginecologia, questo nuovo approccio alla medicina offre una soluzione innovativa alle sfide di oggi, soddisfacendo le esigenze dei pazienti.

L'emergere delle consultazioni virtuali
Con l'avvento della tecnologia e di Internet ad alta velocità, il teleconsulto e la tele consulenza hanno iniziato a fare la loro comparsa. Inizialmente utilizzati per sopperire alla carenza di specialisti in alcune regioni, questi consulti a distanza si sono rapidamente diffusi in un'ampia gamma di specialità, tra cui la ginecologia.

Vantaggi multipli

- **Accessibilità**: per le donne che vivono in aree remote, l'accesso a un ginecologo o a un'ostetrica non è più un problema. Possono consultare uno specialista da casa senza dover percorrere lunghe distanze.
- **Flessibilità**: un orario di lavoro flessibile consente di adattarsi agli orari più impegnativi, facilitando la prenotazione degli appuntamenti.
- **Riduzione dell'ansia**: alcune pazienti si sentono più a loro agio a parlare dei loro problemi ginecologici nella sicurezza e nella privacy della propria casa.

E l'esame clinico?

Una delle principali preoccupazioni dei consulti ginecologici virtuali è l'assenza di un esame clinico. Mentre molte questioni possono essere affrontate attraverso il dialogo, alcuni casi richiedono un consulto fisico. Tuttavia, il consulto virtuale può servire come primo passo, consentendo alla paziente di essere indirizzata al professionista appropriato o di essere rassicurata rapidamente su una preoccupazione.

L'importanza delle attrezzature tecnologiche

La qualità del consulto virtuale dipende in gran parte dall'attrezzatura utilizzata. Telecamere HD, microfoni di alta qualità e connessioni internet affidabili sono essenziali per garantire una consultazione senza intoppi. Inoltre, le piattaforme utilizzate devono essere sicure per garantire la riservatezza dei dati medici.

Medicina per il futuro?

Anche se i consulti virtuali non possono sostituire completamente quelli fisici, sono un complemento essenziale della medicina moderna. In maternità e ginecologia, offrono un follow-up più regolare, un accesso più facile alle cure e un approccio medico più inclusivo.

I consulti virtuali in maternità e ginecologia rappresentano il futuro del rapporto medico-paziente. Rafforzano il legame di fiducia, offrendo al contempo una soluzione pratica e adatta alla realtà del mondo di oggi. Combinando tecnologia e competenza medica, sono uno strumento prezioso per garantire un'assistenza di qualità a tutte le donne.

Il futuro della tecnologia in Maternità e Ginecologia

La maternità e la ginecologia, campi medici già ricchi di innovazione, continuano ad evolversi grazie alla tecnologia. Questa alleanza tra medicina e tecnologia sta delineando un futuro in cui l'assistenza è più personalizzata, più precisa e più accessibile. Diamo uno sguardo alle tendenze e alle prospettive tecnologiche che trasformeranno la maternità e la ginecologia nei prossimi anni.

1. Personalizzazione grazie all'intelligenza artificiale
Il crescente utilizzo dell'intelligenza artificiale (AI) sta rendendo possibile l'analisi di grandi insiemi di dati per individuare modelli e tendenze. In ginecologia e ostetricia, questo potrebbe significare una migliore previsione dei rischi per la madre e il bambino, il rilevamento precoce delle anomalie e una gestione più efficace delle gravidanze ad alto rischio.

2. Telemedicina 2.0
Oltre alle consultazioni virtuali, il futuro potrebbe vedere lo sviluppo di "cliniche virtuali". Dotate di dispositivi avanzati di telepresenza, permetterebbero di effettuare esami clinici a distanza, combinando la facilità di un consulto online con il rigore di un esame in ufficio.

3. Indossabili e monitoraggio continuo

I dispositivi indossabili, come orologi e braccialetti connessi, potrebbero essere dotati di sensori specifici per monitorare continuamente i parametri essenziali durante la gravidanza: frequenza cardiaca fetale, movimenti fetali, contrazioni uterine e così via. Questi dati potrebbero essere trasmessi in tempo reale agli operatori sanitari.

4. Chirurgia assistita da robot

La chirurgia robotica assistita, già disponibile in alcuni ospedali, diventerà probabilmente più precisa e più accessibile. Offre una visione tridimensionale e una maggiore manovrabilità, che potrebbe rendere alcune procedure ginecologiche più sicure e meno invasive.

5. Realtà virtuale e aumentata

Queste tecnologie potrebbero essere utilizzate per formare gli operatori sanitari, ma anche per preparare e rassicurare i pazienti prima di un'operazione o di un parto, offrendo loro un'immersione realistica in ciò che stanno per vivere.

6. Bioprinting 3D

La tecnologia di stampa 3D potrebbe essere utilizzata per creare modelli anatomici precisi, o addirittura organi o tessuti per la ricerca o il trapianto.

7. Sequenziamento genomico e medicina personalizzata

Con il calo dei costi e i progressi nel sequenziamento del DNA, è ipotizzabile che ogni paziente possa beneficiare di una medicina veramente personalizzata, su misura per il suo profilo genetico.

Il futuro della tecnologia in maternità e ginecologia promette di migliorare non solo la qualità dell'assistenza, ma anche l'esperienza del paziente. Questi progressi, in sinergia con le competenze umane degli operatori sanitari, aprono la strada a una nuova era in cui medicina e tecnologia lavorano fianco a fianco per il benessere delle donne in ogni fase della loro vita.

Capitolo 18

L'APPROCCIO CENTRATO SUL PAZIENTE

Promuovere l'autonomia del paziente

L'autonomia della paziente nell'assistenza sanitaria, e in particolare nel campo della maternità e della ginecologia, è un tema cruciale e attuale. Il rispetto dell'autonomia della donna non riguarda solo le decisioni mediche, ma comprende l'intera esperienza di cura e il suo diritto all'informazione, alla libertà di scelta e al rispetto del suo corpo e dei suoi valori.

1. L'educazione come fondamento
Il primo passo verso l'autonomia è l'educazione. I pazienti devono essere adeguatamente informati sulle loro opzioni, sui rischi e i benefici e sulle implicazioni dei diversi trattamenti o procedure. Gli operatori sanitari svolgono un ruolo essenziale in questa educazione, presentando le informazioni in modo chiaro e accessibile.

2. Un dialogo aperto
Promuovere l'autonomia significa ascoltare attivamente i pazienti e rispettare le loro opinioni e preoccupazioni. Il dialogo deve essere bidirezionale, consentendo ai pazienti di esprimere i loro dubbi, le loro paure e i loro desideri riguardo al trattamento.

3. L'importanza del consenso informato
Il consenso informato non è una semplice formalità amministrativa. Si tratta di un processo continuo di scambio di informazioni, che assicura che il paziente abbia compreso appieno le implicazioni e le conseguenze della sua decisione, e che l'abbia presa liberamente e senza pressioni esterne.

4. Strumenti di autogestione
I progressi tecnologici, in particolare le applicazioni e le piattaforme online, possono aiutare i pazienti a monitorare i sintomi, a gestire i farmaci e persino a connettersi con le

comunità di supporto. Questi strumenti rafforzano il loro ruolo attivo nella cura.

5. Rispettare la diversità
Ogni donna è unica, con le proprie convinzioni, cultura e valori. Promuovere l'autonomia significa anche rispettare questa diversità, adattare l'approccio medico di conseguenza e garantire che ogni paziente si senta compresa e rispettata.

6. Autonomia attraverso la continuità
Anche dopo un'operazione, la paziente deve rimanere coinvolta nella propria assistenza. Ciò significa partecipare alla stesura del suo piano di assistenza post-operatoria, comprendere le raccomandazioni che le vengono fatte ed essere incoraggiata a segnalare eventuali anomalie.

L'autonomia della paziente in maternità e ginecologia non riguarda solo le decisioni mediche. Si tratta di un approccio completo, progettato per mettere le donne al centro delle loro cure, rispettandole come individui e incoraggiandole a prendere in mano la propria salute. Si tratta di una trasformazione culturale necessaria per rendere la medicina più umana e rispettosa.

Processo decisionale condiviso

Il processo decisionale condiviso (SDM) è un approccio collaborativo in cui l'operatore sanitario e il paziente lavorano insieme per prendere una decisione informata sull'assistenza, il trattamento o l'intervento. Questo approccio, pur essendo rilevante in tutti i campi medici, è di particolare importanza in maternità-ginecologia, dove ogni donna si trova di fronte a scelte che possono influenzare non solo la sua salute, ma anche la sua vita familiare, sociale ed emotiva.

1. Il contesto della PDP in maternità-ginecologia

La maternità e la ginecologia sono un terreno fertile per il PDP. Che si tratti di decidere il tipo di parto, di scegliere la contraccezione o di considerare un intervento chirurgico, ogni decisione ha profonde implicazioni per il corpo e la vita delle donne.

2. I vantaggi del PDP

- **Maggiore fiducia:** quando i pazienti sono coinvolti attivamente nel processo decisionale, tendono ad avere più fiducia nel personale sanitario e nella decisione finale.
- **Assistenza personalizzata:** Il PDP tiene conto delle preferenze, dei valori e delle circostanze individuali di ogni paziente.
- **Migliore aderenza al trattamento:** I pazienti che comprendono e accettano un piano di trattamento hanno maggiori probabilità di seguirlo correttamente.

3. Come si imposta un PDP?

- **Ascolto attivo:** gli operatori sanitari devono ascoltare attentamente le preoccupazioni e i desideri dei pazienti.
- **Fornire informazioni chiare:** è fondamentale offrire informazioni pertinenti, comprensibili ed equilibrate sulle diverse opzioni.
- **Facilitare la riflessione:** dare ai pazienti il tempo di pensare, fare domande e anche consultare altre fonti o opinioni, se necessario.
- **Utilizzare strumenti di supporto alle decisioni:** brochure, video o applicazioni possono essere utili per spiegare le opzioni e i loro vantaggi e svantaggi.

4. Le sfide del PDP

- **Tempo:** la PDP può richiedere più tempo rispetto alle consultazioni tradizionali. Tuttavia, i vantaggi in

174

termini di soddisfazione del paziente e di assistenza efficace ne valgono la pena.

- **Formazione dei professionisti: non** tutti gli operatori sanitari sono formati a questo approccio. I programmi di formazione possono essere necessari per stabilire una cultura della PDP.

Il processo decisionale condiviso in maternità e ginecologia è un approccio che pone la donna al centro del processo decisionale, rispettando i suoi valori, preferenze e diritti. Richiede un ascolto attento, una comunicazione trasparente e il rispetto reciproco tra l'operatore sanitario e la paziente. In un campo così intimo e personale come la maternità e la ginecologia, la PDP è un approccio non solo auspicabile, ma essenziale.

Sensibilizzazione sui diritti riproduttivi

I diritti riproduttivi, che fanno parte dei diritti umani, riguardano la capacità degli individui di avere una vita sessuale sana e di decidere liberamente e responsabilmente se, quanti e quando avere figli. In maternità e ginecologia, la consapevolezza di questi diritti è fondamentale, in quanto riguardano la privacy, l'autonomia e la dignità delle persone, soprattutto delle donne.

1. Le basi dei diritti riproduttivi
   - **Storia:** dalle prime lotte per la contraccezione al riconoscimento dei diritti riproduttivi alla Conferenza Internazionale sulla Popolazione e lo Sviluppo del 1994, ripercorriamo le tappe principali di questo riconoscimento.
   - **Principi fondamentali:** questi diritti includono il diritto alla vita, alla libertà, all'integrità, all'istruzione e alla scelta riproduttiva.

2. Le componenti dei diritti riproduttivi

- **Accesso all'informazione:** ogni persona ha il diritto di ricevere un'educazione sessuale completa e fattuale.

- **Accesso alle cure:** questo include la contraccezione, l'assistenza prenatale, il parto sicuro e l'aborto sicuro, dove è legale.

- **Vivere liberi da violenza e discriminazione:** questo include il diritto di vivere liberi da mutilazioni genitali femminili, matrimoni forzati e violenza di genere.

3. Ostacoli ai diritti riproduttivi

- **Fattori socio-culturali:** Tradizioni, norme religiose o stereotipi di genere possono limitare l'accesso ai diritti riproduttivi.

- **Fattori economici:** in molti luoghi, l'accesso ai servizi di salute riproduttiva è limitato da barriere economiche.

- **Fattori politici e legali:** leggi restrittive, mancanza di politiche adeguate o di volontà politica possono ostacolare l'esercizio dei diritti riproduttivi.

4. Il ruolo degli operatori sanitari

- **Educazione: Gli** operatori sanitari della maternità e della ginecologia devono fornire informazioni chiare e basate sull'evidenza.

- **Advocacy:** possono svolgere un ruolo cruciale nella difesa dei diritti riproduttivi, in particolare influenzando le politiche pubbliche.

- **Ascolto e rispetto: Il** rispetto dell'autonomia, delle scelte e della dignità dei pazienti è fondamentale.

5. Verso una cultura del rispetto e dell'uguaglianza

La sensibilizzazione sui diritti riproduttivi non si limita alle cliniche e agli ospedali. Richiede una trasformazione della società, in cui l'autonomia riproduttiva sia rispettata e gli individui possano prendere decisioni informate senza temere discriminazioni, violenze o stigmatizzazioni.

La maternità e la ginecologia sono alla frontiera dei diritti riproduttivi, rendendo gli operatori sanitari protagonisti della difesa e della promozione di questi diritti. La sensibilizzazione non solo aiuta a migliorare la qualità dell'assistenza, ma anche a costruire una società più giusta ed egualitaria.

Capitolo 19

SALUTE MENTALE IN MATERNITÀ E GINECOLOGIA

Individuare i segnali
depressione post-partum

La depressione post-partum (PPD) è una forma di disturbo depressivo maggiore che può verificarsi dopo la nascita di un bambino. È importante notare che la PPD si differenzia dal "baby blues", uno stato temporaneo di tristezza, stanchezza e instabilità emotiva che può verificarsi pochi giorni dopo il parto e che di solito si risolve entro una o due settimane. La PPD, invece, è più profonda, persistente e può avere un impatto importante sul benessere della madre e sulla salute del bambino.

1. Segnali emotivi :
   - **Tristezza persistente:** Una sensazione costante di tristezza o disperazione che non sembra migliorare con il tempo.
   - **Irritabilità o rabbia:** reazioni esagerate a piccole cose o irritazione costante.
   - **Sentimenti di colpa o di inutilità:** la madre può avere la sensazione di non essere all'altezza del compito o avere pensieri negativi su se stessa come madre.
   - **Ansia o panico:** ansia intensa che può manifestarsi con attacchi di panico.
   - **Apatia:** mancanza di interesse o di piacere nelle attività quotidiane o nella cura del bambino.
2. Segni fisici :
   - **Cambiamenti nell'appetito:** sia la sottoalimentazione che l'iperalimentazione possono essere segnali.
   - **Disturbi del sonno:** difficoltà a dormire anche quando il bambino dorme o, al contrario, sonno eccessivo.
   - **Bassa energia:** sentirsi costantemente stanchi o esausti, anche dopo una buona notte di sonno.

3. Segni comportamentali :
- **Ritiro sociale:** evitare gli amici, la famiglia e persino il bambino.
- **Difficoltà a stabilire un legame con il bambino:** può avere difficoltà a formare un legame o a provare affetto per il bambino.
- Diminuisce la capacità di pensare chiaramente o di prendere decisioni: Può sentirsi sopraffatto da compiti semplici o essere indeciso.
- **Pensieri di fare del male a se stessi o al bambino:** questi pensieri possono variare di intensità, ma devono sempre essere presi sul serio.

4. L'importanza della diagnosi precoce:
- **Conseguenze sulla salute:** la PPD non trattata può avere effetti a lungo termine sulla salute mentale e fisica della madre e può anche influire sullo sviluppo del bambino.
- **Strumenti di screening:** strumenti come la Scala di Edimburgo possono essere utilizzati per valutare i sintomi della PPD.

Riconoscere i segni della depressione post-partum è fondamentale per ottenere aiuto e sostegno alle neomamme. Con il giusto trattamento, che si tratti di terapia, farmaci, supporto o una combinazione di questi approcci, la maggior parte delle donne con PPD può riprendersi completamente e godersi la maternità. È essenziale che gli operatori sanitari, i familiari e gli amici siano informati e attenti a questi segnali, al fine di fornire il supporto necessario.

Gestire lo stress e l'ansia legato alla fertilità

La ricerca della fertilità è un viaggio carico di emozioni per molte coppie e persone. I ripetuti fallimenti, le incertezze, gli interventi medici e le aspettative della società possono contribuire a livelli elevati di stress e ansia. È fondamentale riconoscere l'impatto emotivo di queste sfide e mettere in atto strategie per gestire questi sentimenti.

1. Riconoscimento delle emozioni :
Il primo passo per gestire lo stress è riconoscere che esiste. Ammettere di sentirsi ansioso, triste o frustrato non è un segno di debolezza. È una reazione umana naturale a una situazione difficile.

2. Informazione ed educazione :
Conoscere i dettagli e i processi medici coinvolti nella fertilità può aiutare a ridurre l'ansia. L'incertezza spesso genera ansia, quindi essere ben informati può rassicurare.

3. Supporto psicologico :
Consultare un terapista della fertilità o un consulente può fornire uno spazio sicuro per esplorare e gestire le emozioni complesse. Possono fornire strumenti e strategie per gestire lo stress.

4. Gruppi di sostegno :
Partecipare a un gruppo di sostegno per persone con problemi di fertilità può offrire un senso di comunità. Condividere le esperienze con altre persone che affrontano sfide simili può essere catartico.

5. Tecniche di rilassamento :
Tecniche come la meditazione, lo yoga, la respirazione profonda e la mindfulness possono aiutare a calmare la mente e a ridurre lo stress. Questi metodi aiutano a focalizzare l'attenzione sul momento presente, eliminando preoccupazioni e timori.

6. Prendersi cura di sé:
È fondamentale concedersi del tempo per riposare e ricaricarsi. Questo può includere la lettura, l'ascolto di musica, una passeggiata o qualsiasi altra attività che rilassi e rivitalizzi.

7. Comunicazione con il partner:
Se ha una relazione, è fondamentale comunicare apertamente con il suo partner i suoi sentimenti e le sue

preoccupazioni. Ognuno può affrontare lo stress in modo diverso, ed è fondamentale sostenersi a vicenda.

8. Impostazione dei limiti :
Potrebbe essere necessario porre dei limiti alla ricerca di informazioni o alla discussione sulla fertilità, per evitare la saturazione emotiva.

9. Riconsiderare le priorità :
Può essere utile rivalutare le sue priorità e chiedersi se continuare il trattamento sia la decisione migliore per il suo benessere emotivo e fisico.

La fertilità è un'esperienza emotiva che può provocare ansia e stress. Tuttavia, adottando strategie adeguate e cercando il giusto sostegno, è possibile affrontare questo viaggio con resilienza e speranza. Ognuno è unico e ciò che funziona per una persona può non funzionare per un'altra. Quindi è fondamentale trovare ciò che funziona meglio per la sua situazione personale.

Sostenere i pazienti attraverso i traumi del passato

Il percorso sanitario di una paziente, in particolare in aree così intime come la maternità e la ginecologia, è spesso intrecciato con esperienze ed emozioni passate che possono influenzare profondamente la percezione dell'assistenza attuale. Per alcune donne, queste esperienze includono traumi passati, sia fisici che emotivi o psicologici, che possono essere riattivati durante le interazioni mediche.

Quando una donna entra in una clinica o in un ospedale, non si presenta solo con sintomi fisici, ma anche con tutte le sue esperienze, ricordi ed emozioni. Per le pazienti che hanno subito un trauma, anche un semplice esame può evocare sensazioni o ricordi dolorosi. È quindi essenziale che gli operatori sanitari adottino un approccio attento e centrato sul paziente e siano formati per riconoscere e rispondere ai segnali di disagio traumatico.

Stabilire un rapporto di fiducia è il primo passo. La comunicazione aperta è essenziale. Porre domande, ascoltare attivamente e creare un ambiente in cui la paziente si senta sicura, rispettata e convalidata nei suoi sentimenti. Ciò può significare prendersi qualche momento in più per spiegare una procedura, chiedere il permesso prima di intraprendere un esame o offrire al paziente la possibilità di scegliere il modo in cui verrà prestata l'assistenza.

È inoltre fondamentale collaborare con altri specialisti, se necessario. Terapeuti, consulenti o altri professionisti della salute mentale possono offrire un supporto essenziale e strategie per aiutare la paziente a gestire le sue reazioni emotive e a elaborare il trauma.
Inoltre, è fondamentale essere pazienti e flessibili. Ogni donna è unica e ciò che funziona per una paziente potrebbe non essere adatto ad un'altra. Offrire alternative, essere aperti al feedback e adattare l'approccio alle esigenze specifiche di ogni donna è essenziale.

Sostenere i pazienti attraverso i traumi del passato richiede un approccio olistico che riconosca la complessità e l'interconnessione del corpo e della mente. Come operatori sanitari, abbiamo il dovere non solo di trattare i disturbi fisici, ma anche di fornire uno spazio sicuro, rispettoso e attento per aiutare i pazienti a guarire in modo olistico.

Capitolo 20

FERTILITÀ
E
INFERTILITÀ

Le basi della riproduzione umana

La riproduzione umana è un processo complesso, affascinante ed elegante che consente la perpetuazione della nostra specie. Comprendere i suoi fondamenti è essenziale non solo per i professionisti della salute, ma anche per ogni individuo che si preoccupa del proprio corpo e della salute riproduttiva. Ecco una panoramica fluida e non segmentata di questo meraviglioso viaggio.

Tutto inizia con le cellule germinali, le cellule specializzate responsabili della riproduzione. Negli uomini, assumono la forma di spermatozoi, prodotti dai testicoli a partire dalla pubertà e per tutta la vita. Nelle donne, assumono la forma di ovociti, che sono presenti in numero limitato fin dalla nascita e iniziano a maturare e a essere rilasciati a intervalli regolari a partire dalla pubertà.

La prima fase della riproduzione è l'incontro di queste due cellule. Durante il rapporto sessuale, milioni di spermatozoi vengono rilasciati nella vagina. Solo i più resistenti riescono ad attraversare la cervice e a raggiungere la tuba di Falloppio, dove può trovarsi un ovocita pronto per la fecondazione.

Se avviene la fecondazione, il nuovo embrione inizia un viaggio di diversi giorni attraverso la tuba di Falloppio per raggiungere l'utero. Durante questo periodo, si divide e si sviluppa rapidamente. All'arrivo nell'utero, l'embrione tenta di impiantarsi nella parete uterina, un processo noto come impianto. Se l'impianto ha successo, segna l'inizio ufficiale della gravidanza.

Ma la riproduzione umana non riguarda solo il concepimento. Comprende anche i nove mesi successivi, durante i quali il feto si sviluppa e si prepara alla vita fuori dall'utero. Durante questo periodo, il corpo della donna subisce cambiamenti radicali per sostenere questa nuova vita, dall'aumento delle dimensioni dell'utero alla preparazione delle ghiandole mammarie per l'allattamento.

La riproduzione umana è influenzata anche da fattori esterni come l'alimentazione, l'ambiente, il comportamento e la genetica. Tutti questi fattori possono influenzare la capacità di un individuo di concepire e portare a termine un figlio.

Comprendere le basi della riproduzione umana è essenziale, non solo per chi cerca di concepire, ma anche per chiunque desideri comprendere il proprio corpo. In un mondo in cui la salute riproduttiva è spesso oggetto di dibattito e di educazione, avere una solida base di conoscenze è più importante che mai.

Gestione dell'infertilità

L'infertilità, definita come l'incapacità di una coppia di concepire dopo un anno di rapporti regolari senza contraccezione, è una sfida che molte coppie devono affrontare. Al di là dell'aspetto medico, l'infertilità provoca sconvolgimenti emotivi, psicologici, sociali e talvolta anche culturali per le coppie interessate. Affrontiamo questo argomento con un approccio non segmentato, per capire meglio come affrontare questo problema.

La prima fase del trattamento dell'infertilità è la diagnosi. A tal fine, i medici effettuano un colloquio dettagliato con la coppia per conoscere la loro storia medica, chirurgica e ginecologica, nonché la frequenza e la regolarità dei rapporti sessuali. Vengono poi eseguiti dei test medici per valutare la qualità dello sperma, l'ovulazione e la permeabilità delle tube di Falloppio nella donna, tra gli altri parametri.

Una volta identificate le cause, si possono proporre diverse opzioni di trattamento:

- **Trattamento farmacologico**: spesso vengono prescritti farmaci per stimolare l'ovulazione nelle donne o per migliorare la qualità dello sperma negli uomini.
- **Inseminazione artificiale**: questa tecnica prevede l'introduzione di spermatozoi direttamente nell'utero della donna mentre questa sta ovulando.
- **Fecondazione in vitro (FIV)**: consiste nel raccogliere gli ovociti di una donna e gli spermatozoi di un uomo, farli incontrare in laboratorio per favorire la fecondazione e poi trasferire gli embrioni risultanti nell'utero della donna.
- **Chirurgia**: a volte i problemi anatomici possono essere la causa dell'infertilità. In questi casi, può essere necessario un intervento chirurgico per correggere il problema.

Oltre al trattamento medico, l'assistenza psicologica è essenziale. L'infertilità può provocare sentimenti di vergogna, colpa, ansia e depressione. È fondamentale offrire alle coppie un supporto psicologico per aiutarle a superare questo periodo difficile.

Inoltre, il trattamento dell'infertilità non si limita alla coppia interessata. Coinvolge anche un'équipe multidisciplinare composta da ginecologi, andrologi, biologi, psicologi e talvolta etici, che lavorano in stretta collaborazione per fornire il miglior supporto possibile.

Infine, di fronte all'infertilità, molte coppie si rivolgono anche a metodi complementari come l'agopuntura, la naturopatia o persino la terapia di rilassamento, che possono aiutarle a gestire meglio lo stress associato a questa prova.

Il trattamento dell'infertilità è quindi un processo olistico che richiede un approccio personalizzato, che comprende sia un'assistenza medica avanzata che un solido supporto emotivo e psicologico.

Progressi tecnologici nella riproduzione assistita

Gli sviluppi tecnologici hanno trasformato il modo in cui la medicina affronta la riproduzione assistita, offrendo speranza e opportunità a molte coppie che devono affrontare l'infertilità. In pochi decenni, il campo della riproduzione assistita ha fatto notevoli progressi, grazie ai progressi tecnologici e alla ricerca.

Inizialmente, l'**inseminazione artificiale**, una tecnica relativamente semplice che prevede l'introduzione dello sperma direttamente nell'utero, era il metodo principale proposto. Nel corso del tempo, tuttavia, la **fecondazione in vitro (FIV)** è diventata la tecnica preferita, consentendo a un ovulo di essere fecondato da uno spermatozoo in laboratorio.

Nel corso degli anni, la FIV è stata migliorata grazie a tecnologie come :
- **ICSI (Intracytoplasmic Sperm Injection)**: questa tecnica, introdotta negli anni '90, consente di iniettare un singolo spermatozoo direttamente nell'ovulo, aumentando notevolmente le possibilità di fecondazione, in particolare per le coppie con problemi di fertilità maschile.
- **Diagnosi genetica preimpianto (PGD)**: consente di esaminare gli embrioni per alcune anomalie genetiche prima che vengano trasferiti nell'utero. Questo

progresso ha dato alle coppie a rischio l'opportunità di dare alla luce bambini sani.

- **Crioconservazione**: la possibilità di congelare e conservare ovociti, sperma ed embrioni ha rivoluzionato la riproduzione assistita. Ha permesso alle donne di posticipare il parto, se lo desiderano, e ha anche reso possibile la conservazione dei gameti prima di trattamenti come la chemioterapia.
- **Tecniche di imaging avanzate**: gli ultrasuoni e altre tecniche di imaging sono stati ottimizzati, consentendo una migliore visualizzazione e un monitoraggio preciso dello sviluppo follicolare ed embrionale.
- **Ambiente di coltura embrionale**: sono stati apportati miglioramenti ai terreni di coltura, riproducendo in modo ottimale le condizioni necessarie all'embrione per massimizzare il suo potenziale di sviluppo.

I progressi non si fermano qui. L'intelligenza artificiale e l'apprendimento automatico stanno iniziando a trovare spazio anche nel mondo della riproduzione assistita, sia per migliorare la selezione degli embrioni che per prevedere i risultati dei trattamenti.

In questo modo, la combinazione di biologia, tecnologia e ingegneria non solo ha aumentato i tassi di successo dei trattamenti di riproduzione assistita, ma ha anche rafforzato la nostra comprensione dei meccanismi alla base del concepimento umano. Le coppie future beneficeranno senza dubbio di ulteriori innovazioni, poiché la scienza e la tecnologia continuano ad evolversi insieme.

Capitolo 21

LA MENOPAUSA E OLTRE

Comprensione cambiamenti ormonali

Gli ormoni svolgono un ruolo centrale nella regolazione di molti processi fisiologici del corpo umano. Agiscono come messaggeri chimici che trasmettono istruzioni da una parte all'altra del corpo, influenzando molti aspetti della nostra salute, dell'umore e persino del comportamento. In particolare, i cambiamenti ormonali sono cruciali in diverse fasi della vita, tra cui la pubertà, il ciclo mestruale, la gravidanza e la menopausa.

1. Pubertà :
Si tratta di un periodo di transizione dall'infanzia all'età adulta, caratterizzato da una serie di cambiamenti fisici ed emotivi. Ciò è dovuto all'aumento della produzione di ormoni sessuali, come gli estrogeni nelle ragazze e il testosterone nei ragazzi. Questi ormoni sono responsabili della comparsa di caratteristiche sessuali secondarie, come lo sviluppo del seno o la crescita della barba.

2. Ciclo mestruale :
Le donne in età fertile sperimentano fluttuazioni ormonali mensili. Il ciclo è regolato principalmente da estradiolo, progesterone, ormone luteinizzante (LH) e ormone follicolo-stimolante (FSH). Questi ormoni orchestrano la preparazione dell'utero per una possibile gravidanza e il processo di ovulazione.

3. Gravidanza :
Durante questo periodo, i livelli di ormoni come l'estradiolo, il progesterone e l'ormone corionico gonadotropo (hCG) aumentano notevolmente. Questi ormoni favoriscono lo sviluppo del feto e preparano il corpo della donna al parto e all'allattamento.

4. Menopausa :
La menopausa, che generalmente si verifica tra i 45 e i 55
anni, è caratterizzata dalla cessazione della produzione di
ovuli da parte delle ovaie e quindi dalla fine delle
mestruazioni. Durante questa transizione, i livelli di
estrogeni diminuiscono gradualmente, provocando sintomi
come vampate di calore, sudorazioni notturne e sbalzi
d'umore.

5. Altri cambiamenti ormonali:
Oltre alle fasi della vita menzionate, altre situazioni o
condizioni, come lo stress, alcune malattie o l'assunzione
di farmaci, possono influenzare i livelli ormonali. Per
esempio, il cortisolo, spesso chiamato 'ormone dello
stress', aumenta in risposta a situazioni di stress, aiutando
l'organismo a reagire al pericolo o alla sfida.

È importante capire che gli ormoni sono interconnessi in
una rete complessa. Uno squilibrio di un ormone può avere
ripercussioni sugli altri, influenzando diversi sistemi
dell'organismo. Inoltre, ogni individuo può reagire in modo
diverso alle fluttuazioni ormonali, rendendo il monitoraggio
medico e la comprensione personalizzata essenziali per
gestire e trattare qualsiasi squilibrio o sintomo associato.

Trattamenti specifici
in questa fase della vita

Ogni fase della vita di una donna - l'adolescenza, la
gravidanza, la menopausa e tutto il resto - richiede
un'assistenza ginecologica e ostetrica specifica. Questa
assistenza è essenziale per garantire che le donne
mantengano una salute ottimale per tutta la vita.

1. Adolescenza :
   - **Educazione alla salute sessuale:** informare le ragazze adolescenti sui cambiamenti che avvengono nel loro corpo, sulle mestruazioni, sulle infezioni sessualmente trasmissibili e sulla contraccezione.
   - **Vaccinazione:** la vaccinazione contro il papillomavirus umano (HPV) può aiutare a prevenire alcuni tipi di cancro.
2. Periodo di procreazione :
   - **Consulenza sulla contraccezione:** aiutare le donne a scegliere il metodo contraccettivo più adatto alle loro esigenze.
   - **Assistenza prenatale:** monitoraggio della gravidanza, screening delle complicanze e consulenza nutrizionale.
   - **Assistenza post-parto:** sostegno all'allattamento, consigli sul recupero fisico ed emotivo dopo il parto.
3. Menopausa :
   - **Consulenza e trattamento:** gestione dei sintomi legati alla menopausa, come vampate di calore, insonnia o secchezza vaginale. Questo può includere la terapia ormonale sostitutiva.
   - **Osteoporosi:** in menopausa, aumenta il rischio di osteoporosi. L'assistenza può comprendere consigli sull'alimentazione e sull'esercizio fisico, oltre a farmaci per rafforzare le ossa.
4. Assistenza ginecologica generale:
   - **Screening regolare:** esame pelvico annuale, striscio cervico-vaginale per rilevare eventuali anomalie.
   - **Assistenza specifica:** gestione di infezioni, cisti ovariche, fibromi e altre condizioni ginecologiche.
5. Salute mentale :
   - I periodi di transizione ormonale, come la gravidanza o la menopausa, possono essere associati a disturbi dell'umore. Può essere necessario un supporto psicologico, una terapia o dei farmaci.

6. Salute generale :
  • Le donne dovrebbero anche beneficiare dell'assistenza generale, come i controlli regolari della pressione sanguigna e del colesterolo, e lo screening del cancro al seno.

La chiave è riconoscere che ogni periodo della vita di una donna presenta sfide uniche che richiedono cure e attenzioni particolari. Un approccio proattivo e una comunicazione aperta con gli operatori sanitari possono garantire un benessere ottimale per tutta la vita.

Prevenzione delle malattie in ginecologia

Nel corso del tempo, le donne attraversano una serie di fasi ormonali e fisiologiche che influenzano il loro benessere generale e la salute ginecologica. Queste fasi, tra cui la pubertà, la gravidanza, la menopausa e l'invecchiamento, possono portare a una serie di condizioni e malattie specifiche. La prevenzione è la chiave di volta per garantire una salute ottimale durante queste fasi.

1. **Osteoporosi:** con la menopausa, il calo dei livelli di estrogeni può portare alla perdita di massa ossea, aumentando il rischio di osteoporosi.
  • **Prevenzione:** una dieta ricca di calcio e vitamina D, attività fisica regolare (soprattutto allenamento con i pesi) e, se necessario, terapia ormonale sostitutiva.
2. **Cancro al seno:** il rischio aumenta con l'età.
  • **Prevenzione:** mammografie regolari, autoesame mensile del seno e consapevolezza dei fattori di rischio.
3. **Cancro endometriale e ovarico:** questi tumori sono più comuni nelle donne in post-menopausa.

- **Prevenzione**: ecografia pelvica e test CA-125 per le donne a rischio, isterectomia preventiva o ooforectomia per le donne con mutazioni genetiche (come BRCA).

4. Infezioni ricorrenti del tratto urinario: Queste infezioni possono diventare più frequenti quando i muscoli pelvici si indeboliscono e gli estrogeni diminuiscono.

- **Prevenzione:** bere abbastanza acqua, svuotare regolarmente la vescica, evitare le sostanze irritanti e, a volte, una bassa dose di antibiotici.

5. Prolasso degli organi pelvici: Il rilassamento dei muscoli pelvici può portare al prolasso della vescica, dell'utero o del retto.

- **Prevenzione:** esercizi di Kegel per rafforzare i muscoli del pavimento pelvico, mantenimento di un peso corporeo sano ed evitare fattori di rischio come il trasporto di carichi pesanti.

6. Atrofia vulvovaginale: questa condizione è causata da una diminuzione degli estrogeni, con conseguente secchezza vaginale, prurito e rapporti sessuali dolorosi.

- **Prevenzione:** uso di lubrificanti a base acquosa, creme a base di estrogeni e altri trattamenti locali.

7. Disturbi cardiovascolari: le donne in post-menopausa sono a maggior rischio di malattie cardiache.

- **Prevenzione:** monitoraggio della pressione sanguigna, gestione del colesterolo, dieta sana, attività fisica e cessazione del fumo.

Sebbene l'invecchiamento sia inevitabile, molte delle malattie e condizioni ginecologiche associate possono essere prevenute o gestite in modo efficace. Un consulto regolare con un ginecologo, la consapevolezza dei cambiamenti del corpo e le azioni preventive sono essenziali per garantire la salute e il benessere delle donne in ogni fase della loro vita.

Capitolo 22

EDUCAZIONE
E
PREVENZIONE

Educazione sessuale

Nel complesso mosaico della vita umana, l'educazione sessuale occupa un posto speciale, agendo come un faro che illumina la strada verso una sana comprensione del nostro corpo, delle nostre relazioni e del nostro posto nella società. Radicata nel semplice atto di impartire informazioni sulla riproduzione, il suo ruolo si è notevolmente ampliato per affrontare temi diversi come l'amore, il rispetto, il consenso e la prevenzione delle malattie.

L'educazione sessuale inizia in tenera età, molto prima dell'adolescenza. Inizia con le domande innocenti che i bambini fanno quando esplorano la loro identità e cercano di capire le differenze tra i generi. Rispondendo in modo onesto e semplice, si gettano le basi per una sana comprensione della sessualità. Man mano che i bambini crescono, la loro curiosità si sviluppa e richiede risposte più dettagliate e sfumate, spesso supportate da strumenti didattici formali.

L'educazione sessuale assume un'importanza cruciale nell'adolescenza. È il momento in cui i giovani iniziano a sperimentare per la prima volta i sentimenti di amore e intimità e a confrontare i propri standard con quelli della società. Gli adolescenti hanno bisogno di conoscenze accurate e aggiornate che li aiutino a navigare in queste acque talvolta turbolente. Argomenti come la contraccezione, le infezioni sessualmente trasmissibili, il consenso e le relazioni sane diventano centrali.
Ma l'educazione sessuale non riguarda solo la prevenzione. Si tratta anche di affermare e celebrare la diversità dell'esperienza umana. Dovrebbe affrontare le questioni dell'orientamento sessuale e dell'identità di genere e fornire uno spazio sicuro in cui tutti possano sentirsi visti e ascoltati. Dovrebbe anche promuovere l'uguaglianza di

genere, combattere gli stereotipi e incoraggiare il rispetto reciproco.

Infine, da adulti, l'educazione sessuale continua a svolgere un ruolo importante. Che si tratti di coppie che cercano di formare una famiglia, di adulti che affrontano problemi di salute sessuale o di persone che cercano di capire il loro posto in un mondo in costante cambiamento, l'educazione sessuale rimane uno strumento prezioso.

L'educazione sessuale è più di una semplice trasmissione di informazioni. Si tratta di un approccio completo che accompagna ogni individuo per tutta la vita, aiutandolo a comprendere il suo corpo, i suoi sentimenti e il suo posto nel vasto spettro dell'esperienza umana. Mira a dotare ogni persona degli strumenti necessari per vivere una vita sessuale sana, appagante e rispettosa degli altri.

Campagne di vaccinazione (come quello per l'HPV)

La vaccinazione è uno dei progressi medici più notevoli del nostro tempo, avendo rivoluzionato il modo in cui affrontiamo la prevenzione delle malattie infettive. Le campagne di vaccinazione sono spesso rivolte a popolazioni specifiche, al fine di sradicare o controllare la diffusione di malattie potenzialmente fatali. Una delle campagne più rilevanti nel campo della ginecologia è quella contro il Papilloma Virus Umano (HPV).
L'HPV è una famiglia di virus che comprende oltre 100 tipi diversi. Mentre la maggior parte di essi è innocua, alcuni sono associati a condizioni più gravi, come le verruche genitali o i tumori, in particolare il cancro al collo dell'utero. Il cancro al collo dell'utero è la quarta causa di morte per cancro nelle donne in tutto il mondo. Ed è qui che entra in gioco il vaccino HPV.

Introdotto a metà degli anni 2000, il vaccino HPV si rivolge principalmente ai tipi di virus più a rischio di causare il cancro. Le campagne di vaccinazione si sono spesso rivolte alle ragazze preadolescenti, prima che fossero esposte al virus, per massimizzare l'efficacia del vaccino. Tuttavia, a seconda delle raccomandazioni e della disponibilità, può essere offerto anche ad altre fasce d'età e ai ragazzi per prevenire altri tipi di tumori correlati all'HPV e le verruche genitali.

L'impatto della vaccinazione HPV è stato notevole. In molti Paesi che hanno adottato una politica di vaccinazione generalizzata, è stato osservato un calo significativo delle infezioni da HPV, dei casi di verruche genitali e delle lesioni cervicali precancerose. Ma a parte le statistiche, queste campagne hanno un profondo impatto sulla salute pubblica, salvando migliaia di vite e prevenendo innumerevoli casi di morbilità legati alla malattia.

Tuttavia, nonostante questi successi, le campagne di vaccinazione HPV hanno anche incontrato delle sfide. Le preoccupazioni sulla sicurezza del vaccino, spesso amplificate dai social media e da alcuni personaggi pubblici, hanno creato esitazione. È essenziale che gli operatori sanitari, gli educatori e i responsabili politici continuino a fornire informazioni basate su prove e a promuovere l'importanza di questo vaccino.

Le campagne di vaccinazione, e la campagna HPV in particolare, illustrano il potere della medicina preventiva. Mirando a un agente patogeno prima che provochi danni, siamo in grado di proteggere intere popolazioni, di alleggerire il carico dei sistemi sanitari e, soprattutto, di preservare la qualità della vita di milioni di persone.

Sensibilizzazione sulle malattie sessualmente trasmissibili

Nel vasto panorama della salute riproduttiva, la prevenzione e la gestione delle malattie sessualmente trasmissibili (MST) occupano un posto di rilievo. Queste infezioni, che si diffondono principalmente attraverso il contatto sessuale, rappresentano un importante problema di salute pubblica e colpiscono milioni di persone ogni anno, con conseguenze che vanno da sintomi lievi a complicazioni gravi o addirittura fatali.

Storicamente, lo stigma e i tabù associati alla sessualità hanno a lungo ostacolato un'efficace sensibilizzazione ed educazione sulle MST. Fortunatamente, nel corso dei decenni, grazie agli sforzi concertati di professionisti della salute, organizzazioni non governative e attivisti, la sensibilizzazione sulle MST è diventata una priorità.

L'educazione alle MST mira a fornire informazioni accurate e aggiornate sulle diverse infezioni, i loro sintomi, le modalità di trasmissione, i mezzi di prevenzione e i trattamenti disponibili. Le malattie sessualmente trasmissibili più comuni comprendono l'HIV, l'herpes, la clamidia, la gonorrea, la sifilide e, come già detto, l'HPV. Ognuna di queste infezioni presenta sfide uniche in termini di rilevamento, trattamento e prevenzione.

La chiave della prevenzione sta nell'educazione sessuale completa. Ciò implica non solo parlare di malattie sessualmente trasmissibili, ma anche trattare argomenti come il consenso, le relazioni sane, l'uso corretto del preservativo e di altri mezzi di protezione, e l'importanza di effettuare regolarmente dei test. Fornire alle persone gli strumenti necessari per prendere decisioni informate riduce il rischio di infezione e incoraggia una cultura di responsabilità e di rispetto reciproco.

Tuttavia, nonostante gli sforzi di sensibilizzazione, le sfide persistono. Le nuove infezioni continuano a verificarsi, in parte a causa della mancanza di accesso a un'educazione sessuale di qualità, del persistente stigma che circonda le MST e delle barriere socio-economiche che impediscono ad alcune persone di ricevere le cure di cui hanno bisogno.

Inoltre, nella nostra era digitale, dove le informazioni circolano alla velocità della luce, la disinformazione sulle malattie sessualmente trasmissibili e sulla loro prevenzione può diffondersi altrettanto rapidamente. Ecco perché è fondamentale promuovere fonti di informazione affidabili e incoraggiare un'educazione sessuale basata su prove scientifiche.

La sensibilizzazione sulle malattie sessualmente trasmissibili è una responsabilità collettiva. Richiede un approccio olistico, che integri l'educazione, l'accesso alle cure, il rispetto dei diritti umani e una comunicazione aperta e onesta. Lavorando insieme, possiamo sperare di ridurre, se non eliminare, il peso delle malattie sessualmente trasmissibili e garantire una vita sessuale sana e soddisfacente per tutti.

Capitolo 23

FINE VITA
IN GINECOLOGIA

Sostenere i pazienti
tumori ginecologici avanzati

Quando a una donna viene diagnosticato un tumore ginecologico avanzato, si tratta di una notizia scioccante che colpisce profondamente la sua vita e quella dei suoi cari. Questi tumori, che colpiscono l'ovaio, l'utero, la cervice, la vulva o la vagina, possono avere gravi implicazioni fisiche ed emotive. Sostenere queste pazienti è una sfida multidimensionale che richiede empatia, abilità e collaborazione interdisciplinare.

Sul fronte medico, il trattamento si concentra spesso su terapie aggressive come la chirurgia, la chemioterapia o la radioterapia. Questi trattamenti, sebbene vitali, possono avere effetti collaterali difficili da gestire, come stanchezza, nausea, dolore e complicazioni post-operatorie. È quindi fondamentale fornire ai pazienti le informazioni necessarie per comprendere le loro opzioni, i benefici e i rischi associati e consentire loro di partecipare attivamente al processo decisionale.

Ma al di là degli interventi medici, il supporto psicologico ed emotivo è essenziale. Le pazienti non solo devono affrontare la paura e l'incertezza della diagnosi, ma anche le preoccupazioni sulla loro femminilità, sessualità e futuro. L'ascolto attivo, la presenza premurosa e il supporto psicologico specializzato possono aiutare i pazienti a navigare in queste acque turbolente. Inoltre, i gruppi di sostegno possono fornire un forum per condividere le esperienze e la comprensione reciproca.

Anche l'aspetto sociale è fondamentale. Alcuni pazienti possono sentirsi isolati o incompresi da chi li circonda. Il team di cura deve quindi lavorare per integrare i familiari e gli amici più stretti nel processo di cura, formandoli, informandoli e sostenendoli a loro volta.

Una dimensione spesso trascurata, ma altrettanto cruciale, è quella della spiritualità. Che sia legata a una religione o a una più ampia ricerca di significato, la spiritualità può offrire conforto e prospettiva. Cappellani o consulenti spirituali qualificati possono unirsi al team multidisciplinare per fornire questo supporto.

Infine, di fronte a un cancro avanzato, possono sorgere questioni di fine vita. Affrontare queste questioni delicate richiede tatto e delicatezza. Le cure palliative, che si concentrano sull'alleviamento del dolore e sul miglioramento della qualità di vita, possono essere introdotte per fornire un supporto umano, rispettoso e incentrato sul paziente.

Assistere una paziente con tumore ginecologico avanzato è un viaggio complesso, in cui ogni fase richiede delicatezza, competenza e umanità. Al di là dei trattamenti medici, è l'intero essere della paziente che deve essere preso in considerazione, con le sue paure, speranze, dolori e sogni. In questa prova, il ruolo dei curanti è quello di essere fari, illuminando la strada, sostenendo e offrendo speranza e dignità in ogni momento.

Aspetti emotivi ed etici

Navigare nel campo della maternità e della ginecologia richiede molto di più della padronanza della medicina clinica. Si tratta di una professione profondamente emotiva, in cui ogni interazione è costellata di gioia, paura, speranza e talvolta tragedia. Se a questo si aggiungono le complesse sfumature dei dilemmi etici, si ottiene un ambiente in cui gli operatori sanitari devono costantemente bilanciare competenza clinica, empatia e principi morali.

A livello emotivo, gli operatori sanitari sono spesso i primi testimoni dei momenti più intimi e trasformativi della vita di una donna: la prima ecografia, la scoperta di una malattia, un parto difficile o persino la perdita di un figlio. Ognuna di queste fasi porta con sé una serie di emozioni, che a volte possono essere travolgenti. L'empatia, l'ascolto e il sostegno sono strumenti essenziali per offrire ai pazienti un ambiente sicuro e attento.

I dilemmi etici sono altrettanto onnipresenti. In un campo in cui la vita, la riproduzione e il benessere delle donne sono al centro dell'attenzione, le domande morali sono inevitabili. Cosa si deve fare quando una paziente rifiuta un trattamento che potrebbe salvare la sua vita o quella del suo bambino? Come dovremmo affrontare la questione dell'interruzione medica della gravidanza quando vengono rilevate gravi anomalie fetali? Quale posizione dovremmo adottare di fronte a richieste di riproduzione assistita che superano le norme stabilite?

Queste domande, insieme a molte altre, spingono gli operatori sanitari a una profonda riflessione su ciò che è 'giusto', 'buono' o 'etico'. Ogni decisione deve essere presa alla luce non solo delle migliori prove mediche disponibili, ma anche dei valori, delle convinzioni e dei diritti del paziente.
Inoltre, in una società sempre più diversificata dal punto di vista culturale e religioso, gli operatori sanitari devono essere sensibili e aperti per comprendere le diverse prospettive dei pazienti e incorporarle nel processo decisionale.

Per navigare con successo in questo labirinto emotivo ed etico, sono essenziali la formazione continua, la supervisione e il supporto tra pari. I professionisti devono essere attrezzati non solo per affrontare i problemi clinici, ma anche per gestire le proprie emozioni e quelle dei pazienti, rimanendo saldamente ancorati a solidi principi etici.

La maternità e la ginecologia, lungi dall'essere semplicemente un campo medico, sono una danza delicata tra scienza, emozione ed etica, dove ogni passo conta e ogni decisione può avere profonde ripercussioni sulla vita di una donna.

Comunicazione sulla fine della vita

La fine della vita è un argomento eminentemente delicato, affrontato con cautela e riverenza dagli operatori sanitari. Spesso rappresenta un crocevia di emozioni contrastanti per i pazienti, i loro familiari e l'équipe medica: tristezza, paura, speranza, rassegnazione e talvolta anche sollievo. La comunicazione in questa fase cruciale richiede grande sensibilità, ascolto attivo e un approccio centrato sulla persona.

Il primo passo verso una comunicazione efficace sulla fine della vita è riconoscere la realtà individuale di ogni paziente. Ciò significa evitare le generalizzazioni o le supposizioni basate su altre esperienze, e cercare invece di comprendere le esigenze, i valori e le preoccupazioni specifiche della persona interessata. È fondamentale assicurare al paziente di essere ascoltato, compreso e di avere una voce attiva in tutte le decisioni riguardanti la fine della vita.

Anche l'apertura è essenziale, sebbene sia difficile da gestire. I pazienti hanno il diritto di sapere la verità sulla loro condizione, sulle opzioni disponibili e su ciò che possono aspettarsi con il progredire della malattia. Ma questa verità deve essere comunicata con compassione, scegliendo le parole con attenzione e tenendo conto del contesto emotivo.

Un altro aspetto cruciale è riconoscere e affrontare i sentimenti e le emozioni dei propri cari. La fine della vita di un paziente ha un impatto profondo sulla sua famiglia e sui suoi amici. Possono sentirsi impotenti, arrabbiati, sconvolti o turbati. Dedicare del tempo al dialogo, offrire sostegno e risorse e rispondere alle loro domande può aiutare ad alleviare questi sentimenti.

Le discussioni sulla fine della vita includono anche le preferenze e i desideri del paziente in termini di assistenza. Dove desidera trascorrere i suoi ultimi momenti? Quali interventi medici sono accettabili o meno? Chi prenderà le decisioni se non potrà più farlo da solo? La definizione anticipata delle direttive di cura è essenziale per garantire il rispetto dei desideri del paziente.

Infine, la comunicazione sulla fine della vita non è un atto isolato, ma un processo continuo che si evolve man mano che la situazione cambia. Il dialogo deve rimanere aperto e flessibile, e adattarsi alle mutevoli esigenze del paziente e della sua famiglia.

Comunicare sulla fine della vita è un'arte delicata che combina verità, compassione, ascolto e rispetto. Mettendo il paziente al centro della conversazione, gli operatori sanitari possono aiutare a trasformare questa fase della vita in un'esperienza significativa, pacifica e dignitosa.

Capitolo 24

SALUTE RIPRODUTTIVA ADOLESCENTI

Caratteristiche speciali assistenza agli adolescenti

L'adolescenza è un periodo di transizione, caratterizzato da importanti cambiamenti fisici, emotivi e psicosociali. È segnata dalla ricerca di identità, dalla ricerca di indipendenza e dallo sviluppo di relazioni interpersonali. Nel contesto della maternità-ginecologia, la cura delle ragazze adolescenti presenta una serie di particolarità che meritano un'attenzione e un approccio specifici.

- **Sviluppo fisico:** l'adolescenza è un periodo di rapida maturazione sessuale. Gli operatori sanitari devono essere preparati ad affrontare questioni come le mestruazioni, lo sviluppo del seno e i disturbi associati, come la sindrome premestruale e la dismenorrea.
- **Educazione sessuale:** l'assistenza alle ragazze adolescenti spesso comporta una componente educativa significativa. I professionisti devono affrontare temi come la contraccezione, la prevenzione delle infezioni sessualmente trasmissibili e l'importanza del consenso informato e reciproco nelle relazioni.
- **Privacy e riservatezza:** le ragazze adolescenti possono essere riluttanti a condividere dettagli intimi con un operatore sanitario, soprattutto se sono presenti i genitori. È essenziale assicurare un ambiente in cui si sentano sicure di discutere liberamente e garantire la riservatezza delle loro informazioni mediche.
- **Aspetti psicologici:** le adolescenti devono affrontare molte sfide psicologiche, tra cui l'autostima, le pressioni sociali e l'immagine del corpo. Questi fattori possono influenzare la loro salute ginecologica ed è importante prestare attenzione a questi aspetti quando li trattiamo.

- **Prevenzione e screening:** l'adolescenza è il momento ideale per stabilire abitudini positive per la salute. Ciò include la sensibilizzazione all'autoesame del seno, agli esami pelvici di routine e agli strisci cervicali, ove opportuno.
- **Gestire la gravidanza adolescenziale :** La gravidanza durante l'adolescenza può presentare sfide mediche e psicosociali specifiche. La gestione deve essere olistica, sostenendo non solo la salute fisica dell'adolescente, ma anche le sue esigenze emotive, educative e sociali.
- **Aspetti sociali:** le ragazze adolescenti possono affrontare una serie di sfide sociali, come la pressione dei coetanei, le relazioni abusive o le difficoltà familiari. Questi fattori possono avere un impatto sulla loro salute ginecologica e riproduttiva.
- **Approccio multidisciplinare:** data la complessità delle esigenze delle ragazze adolescenti, un approccio multidisciplinare è spesso utile. Questo può includere specialisti come psicologi, assistenti sociali, dietologi e consulenti educativi.

L'assistenza agli adolescenti in maternità e ginecologia richiede un approccio olistico, incentrato sul paziente, che tenga conto delle specificità fisiologiche, emotive e sociali di questo periodo della vita. È essenziale stabilire un rapporto di fiducia e di rispetto reciproco per garantire un'assistenza ottimale.

Le sfide della contraccezione a questa età

La contraccezione nell'adolescenza presenta una serie di sfide uniche, legate tanto alla biologia quanto alla psicologia e alla sociologia. L'approccio a questo tema richiede una comprensione approfondita delle realtà che le ragazze e le giovani donne devono affrontare in questo periodo cruciale del loro sviluppo.

- **Educazione e consapevolezza:** le ragazze adolescenti spesso non hanno informazioni accurate sui vari metodi contraccettivi disponibili. Nella loro cerchia di amicizie o su Internet possono circolare idee sbagliate o miti sulla contraccezione, che necessitano di educazione e chiarimenti.
- **Accesso alla contraccezione:** le barriere finanziarie, la mancanza di cliniche accessibili o la paura di essere giudicati possono limitare l'accesso degli adolescenti alla contraccezione efficace.
- **Riservatezza:** gli adolescenti possono temere che il loro approccio non rimanga confidenziale, soprattutto se dipendono dai genitori dal punto di vista finanziario o assicurativo.
- **Conformità:** i metodi contraccettivi, in particolare quelli che richiedono un uso quotidiano come la pillola, possono essere difficili da seguire regolarmente per gli adolescenti. La dimenticanza o l'uso incoerente della contraccezione aumenta il rischio di una gravidanza indesiderata.
- **Pressione sociale e relazioni:** Le ragazze adolescenti possono subire pressioni da parte dei loro partner per evitare di usare i contraccettivi. Inoltre, il desiderio di essere accettate e amate può rendere alcune ragazze riluttanti a insistere sull'uso della contraccezione.
- **Effetti collaterali:** la paura degli effetti collaterali, reali o percepiti, può scoraggiare l'uso di alcuni metodi contraccettivi.
- **Considerazioni mediche:** sebbene siano rare, alcune condizioni mediche possono limitare le opzioni contraccettive disponibili per le adolescenti.
- **Influenze culturali e religiose:** in alcune culture o religioni, la contraccezione può essere disapprovata o

proibita, il che può influenzare le scelte e il comportamento degli adolescenti.

- **Approccio a lungo termine: i** contraccettivi a lunga durata d'azione, come gli impianti o gli IUD, sebbene efficaci e a bassa manutenzione, possono essere meno favoriti a causa di pregiudizi, miti o preoccupazioni sulla loro sospensione.
- **Relazioni in rapida evoluzione: Le** relazioni tra adolescenti possono evolvere rapidamente, cambiando le dinamiche del bisogno contraccettivo.

Di fronte a queste sfide, è essenziale adottare un approccio proattivo e incentrato sul paziente per discutere apertamente di contraccezione con gli adolescenti. Gli operatori sanitari devono creare un ambiente sicuro e non giudicante, dove gli adolescenti possano fare domande, esprimere le loro preoccupazioni ed essere informati sulle migliori opzioni per la loro salute riproduttiva.

Problemi ginecologici comuni nelle ragazze adolescenti

L'adolescenza, il periodo di transizione tra l'infanzia e l'età adulta, è accompagnata da una serie di cambiamenti fisiologici e psicologici. Dal punto di vista ginecologico, nelle ragazze adolescenti possono insorgere diversi problemi, che richiedono un'attenzione medica specifica per questa fascia d'età.

- **Dismenorrea: la** dismenorrea si riferisce al dolore mestruale. Sebbene possa colpire le donne di qualsiasi età, le ragazze adolescenti sono particolarmente suscettibili. Può influenzare la loro vita quotidiana, il loro rendimento scolastico e la loro partecipazione alle attività.

- **Amenorrea:** l'assenza di mestruazioni si chiama amenorrea. Nelle ragazze adolescenti, può essere un segno di pubertà ritardata, squilibrio ormonale, disturbi alimentari, attività fisica eccessiva o altre condizioni mediche.

- **Sindrome dell'ovaio policistico (PCOS):** questa comune condizione ormonale può causare irregolarità mestruali, crescita eccessiva di capelli, acne e altri sintomi. Può anche aumentare il rischio di problemi di salute a lungo termine, come il diabete.

- **Infezioni vaginali:** le infezioni come la candidosi (infezione da lievito) e le infezioni batteriche possono verificarsi nelle ragazze adolescenti. I sintomi includono prurito, bruciore, dolore e perdite vaginali anomale.

- **Malattie sessualmente trasmissibili (MST):** Gli adolescenti sessualmente attivi possono essere esposti a malattie sessualmente trasmissibili come HPV, clamidia e gonorrea, tra le altre. La prevenzione, lo screening regolare e l'educazione sono essenziali per questa fascia d'età.

- **Cisti ovariche:** Anche se spesso sono benigne, possono causare dolore pelvico e, in rari casi, rottura o torsione dell'ovaio.

- **Problemi con la contraccezione: gli** effetti collaterali dei contraccettivi, le pillole mancate o l'uso scorretto di altri metodi possono essere un problema per gli adolescenti.

- **Disturbi alimentari:** condizioni come l'anoressia o la bulimia possono avere ripercussioni ginecologiche, tra cui irregolarità mestruali o amenorrea.

- **Endometriosi:** sebbene sia meno comune nelle adolescenti, questa condizione, in cui un tessuto simile al rivestimento dell'utero si sviluppa al di fuori dell'utero, può causare un forte dolore pelvico.

- **Problemi al seno:** anche se rari, problemi come i noduli benigni al seno possono verificarsi nelle ragazze adolescenti.

È fondamentale affrontare questi problemi con sensibilità, tenendo conto delle esigenze specifiche delle ragazze adolescenti. L'educazione, la prevenzione e la comunicazione aperta con un professionista sanitario competente sono essenziali per affrontare queste sfide ginecologiche comuni durante l'adolescenza.

Capitolo 25

PROBLEMI
GENETICI
E
CONSULENZA

Screening prenatale e test genetici

Lo screening prenatale e i test genetici sono strumenti essenziali nell'ostetricia moderna. Consentono agli operatori sanitari e ai futuri genitori di ottenere informazioni preziose sulla salute e sullo sviluppo del feto, e di essere meglio preparati ad accogliere un bambino che potrebbe avere esigenze specifiche.

1. Screening prenatale :
Si tratta di una serie di test offerti alle donne in gravidanza per valutare il rischio di alcune anomalie nel feto. Questi test non forniscono una diagnosi definitiva, ma indicano se il rischio è abbastanza elevato da giustificare ulteriori indagini.
- **Test del collo traslucido:** eseguito tra l'11esima e la 14esima settimana di gravidanza, questo test misura lo spessore del collo fetale utilizzando gli ultrasuoni. In combinazione con altri marcatori, può essere utilizzato per valutare il rischio di trisomia 21 e di altre anomalie cromosomiche.
- **Screening del siero:** misura la concentrazione di alcune sostanze prodotte dal feto e dalla placenta nel sangue della madre. In base alle concentrazioni, si può stimare il rischio di alcune anomalie.

2. Test genetici :
Questi test vengono offerti in caso di risultati anomali durante lo screening o se la madre presenta fattori di rischio (età avanzata, storia familiare, ecc.).
- **Amniocentesi:** effettuata tra la 15esima e la 18esima settimana di gravidanza, questa procedura prevede il prelievo di una piccola quantità di liquido amniotico per analizzare le cellule fetali in esso contenute. Viene utilizzata per individuare anomalie cromosomiche come la trisomia 21.
- **Coriocentesi (biopsia del trofoblasto): Si** effettua tra l'11esima e la 14esima settimana. Si preleva un

piccolo campione di placenta per esaminare i cromosomi del feto.

- **Test del DNA libero circolante: si tratta di un**'analisi del sangue della madre per rilevare il DNA fetale circolante. Può dare un'indicazione del rischio di trisomia 21 e di altre anomalie cromosomiche.

Problemi :

- **Approfondimenti per i genitori:** I risultati dei test aiutano i genitori a prepararsi, sia che si tratti di cure specifiche al momento del parto, di interventi prenatali o, in alcuni casi, di decisioni sul proseguimento della gravidanza.
- **Preparazione medica:** conoscere in anticipo eventuali problemi di salute consente al personale medico di pianificare un'assistenza ottimale al momento del parto.
- **Aspetti etici:** questi test sollevano questioni etiche, in particolare per quanto riguarda le decisioni che possono essere prese sulla base dei risultati.

La decisione di sottoporsi o meno a questi test è personale e deve essere presa dopo essere stati informati in modo esauriente dei benefici, dei rischi e delle possibili implicazioni. Anche la consultazione con un consulente genetico può essere utile per illuminare i futuri genitori.

Consulenza genetica

La consulenza genetica è un processo di comunicazione che mira ad aiutare le persone e le famiglie a comprendere e gestire le implicazioni mediche, psicologiche e familiari dei disturbi genetici. Questo servizio è solitamente fornito da consulenti genetici, professionisti formati specificamente per aiutare le persone a navigare nel complesso e spesso confuso mondo della genetica.

Obiettivi principali:
- **Informazione:** fornire informazioni chiare e comprensibili sulla malattia o sul rischio genetico.
- **Supporto:** aiutare le persone e le famiglie ad affrontare emotivamente il rischio o la diagnosi.
- **Supporto decisionale:** fornire gli strumenti e il supporto necessari per prendere decisioni informate sui test genetici, sulla gestione del rischio e sui possibili interventi medici.

Tipico processo di consulenza genetica:
- **Valutazione dell'anamnesi familiare:** può comprendere la costruzione di un albero genealogico dettagliato per identificare i modelli di malattia genetica all'interno della famiglia.
- **Educazione:** spiegazione della base genetica della malattia o del rischio, della modalità di trasmissione e delle implicazioni per il paziente e la famiglia.
- **Discussione delle opzioni di test:** se sono disponibili test genetici, il consulente discuterà i vantaggi, gli svantaggi, le limitazioni e le possibili implicazioni dei risultati.
- **Sostegno emotivo:** offrire uno spazio per elaborare le emozioni e le preoccupazioni legate a un rischio o a una diagnosi genetica.
- **Supporto alle decisioni:** sostenere le persone nel prendere decisioni sulla base delle informazioni fornite, senza guidarle verso una decisione specifica.

Situazioni comuni che richiedono una consulenza genetica:
- Una malattia genetica in famiglia.
- Un bambino nato con un'anomalia o una disabilità congenita.
- Le coppie che pianificano una gravidanza e che sono portatrici note di una malattia genetica o che sono ad alto rischio a causa della loro origine etnica.
- Risultati anomali di un test di screening prenatale.

- Coppie che hanno avuto diversi aborti spontanei o difficoltà di concepimento.

Le sfide della consulenza genetica:
- La complessità delle informazioni genetiche può rendere difficile la comunicazione.
- La genetica si evolve rapidamente e può essere difficile tenersi aggiornati.
- Gestire le forti emozioni associate a una diagnosi di rischio o genetica.
- La necessità di rispettare l'autonomia dei pazienti, pur fornendo loro assistenza.

La consulenza genetica è uno strumento prezioso per aiutare le persone e le famiglie a orientarsi nel complesso mondo della genetica, fornendo informazioni, supporto e strumenti per prendere decisioni informate.

Gestire i risultati e sostenere le famiglie

Navigare nel mondo delle diagnosi mediche può essere un viaggio emotivamente tumultuoso, soprattutto quando si tratta di malattie genetiche o di disturbi complessi. L'annuncio di un risultato, sia esso atteso o inaspettato, può sconvolgere l'equilibrio di una famiglia. L'importanza di gestire questi risultati con sensibilità e di fornire un solido supporto alle famiglie è quindi fondamentale.

Quando gli operatori sanitari devono affrontare il delicato compito di trasmettere notizie, spesso con conseguenze di vasta portata, ci sono diversi fattori chiave da considerare:

- **Preparazione:** prima di annunciare un risultato, è essenziale conoscere le implicazioni mediche, psicologiche e sociali della diagnosi, in modo da poter rispondere alle domande e alle preoccupazioni della famiglia.

- **Ambiente adatto:** l'annuncio deve essere fatto in un luogo tranquillo, privato e confortevole, senza interruzioni o distrazioni. Questo crea uno spazio sicuro per il dialogo e l'espressione delle emozioni.

- **Chiarezza e onestà:** usi un linguaggio semplice ed eviti il gergo medico. Sia trasparente su ciò che sa, su ciò che non sa e su ciò che significa per il futuro.

- **Empatia:** riconoscere le emozioni della famiglia, offrire sostegno e ascoltare attivamente sono fondamentali. L'annuncio di una diagnosi può provocare una serie di emozioni: shock, negazione, rabbia, tristezza. È importante permettere alla famiglia di esprimere questi sentimenti.

- **Assistenza continua:** per la maggior parte delle famiglie, l'annuncio è solo l'inizio del viaggio. È fondamentale mettere in atto un piano di follow-up, indirizzarle a specialisti o gruppi di sostegno e rimanere a disposizione per domande future.

- **Risorse e orientamento:** fornire risorse scritte o elettroniche, in modo che la famiglia possa informarsi al proprio ritmo. Inoltre, li indirizzi verso organizzazioni o associazioni specializzate che possono offrire supporto.

- **Considerazioni culturali e individuali:** prendere in considerazione le credenze, i valori e le abitudini di ogni famiglia. Ciò che viene percepito come sostegno per una famiglia può non esserlo per un'altra.

- **Coinvolgimento di specialisti:** In alcuni casi, può essere necessario il coinvolgimento di specialisti come psicologi, assistenti sociali o consulenti genetici per fornire un ulteriore supporto.

Gestire i risultati medici e sostenere le famiglie è un'arte delicata, che richiede sia abilità clinica che compassione. Con un approccio incentrato sul paziente e sulla famiglia, gli operatori sanitari possono contribuire ad alleviare il peso emotivo di una diagnosi, guidando al contempo verso cure e soluzioni adeguate.

Capitolo 26

MEDICINA ALTERNATIVA E COMPLEMENTARE

Medicina erboristica e integratori

L'uso di piante medicinali, noto anche come fitoterapia, e di integratori ha svolto un ruolo cruciale nel trattamento di vari disturbi e condizioni legate alla salute riproduttiva da tempo immemorabile. La maternità e la ginecologia non fanno eccezione a questa tradizione.

1. Uso comune in ginecologia:
   - **Sindrome premestruale (PMS)**: piante come l'agnus-castus o l'agnocasto sono spesso consigliate per aiutare a bilanciare gli ormoni e ridurre i sintomi della PMS.
   - **Menopausa**: la salvia e la soia, ricche di isoflavoni, possono aiutare a ridurre le vampate di calore e altri sintomi spiacevoli della menopausa.
   - **Infezioni vaginali**: alcune erbe, come l'echinacea e l'aglio, sono utilizzate per le loro proprietà antimicotiche e antibatteriche.

2. Uso comune in ostetricia:
   - **Nausea durante la gravidanza**: lo zenzero è comunemente consigliato per aiutare a ridurre le nausee mattutine.
   - **Preparazione al parto** : Il lampone è una pianta tradizionalmente utilizzata per tonificare l'utero e preparare il corpo al parto.
   - **Allattamento**: il fieno greco e il cardo mariano possono aiutare a stimolare la produzione di latte nelle neomamme.

3. Integratori:
Le esigenze nutrizionali cambiano spesso durante la gravidanza e l'allattamento. Gli integratori comunemente consigliati includono:
   - **Acido folico**: per ridurre il rischio di difetti del tubo neurale.
   - **Ferro**: per prevenire o trattare l'anemia da carenza di ferro.

- **Calcio e vitamina D:** per favorire lo sviluppo osseo del bambino e mantenere la salute ossea della madre.

4. Precauzioni:

Sebbene la fitoterapia e gli integratori offrano molti benefici, è fondamentale utilizzarli con saggezza:

- **Consultazione:** consultare sempre un professionista della salute prima di iniziare qualsiasi trattamento o integratore a base di erbe, soprattutto durante la gravidanza.
- **Qualità:** opti per prodotti di buona qualità, preferibilmente certificati, per garantire l'assenza di contaminanti.
- **Interazioni:** alcune piante possono interagire con farmaci o altri integratori. È essenziale un'attenta valutazione dei rischi.

In sintesi, la fitoterapia e gli integratori offrono una serie di opzioni per sostenere la salute riproduttiva. Tuttavia, il loro utilizzo deve basarsi su informazioni affidabili, sulla qualità garantita del prodotto e sempre in consultazione con un professionista sanitario competente.

Tecniche del corpo come lo yoga e la meditazione

L'approccio olistico alla salute si è affermato come elemento essenziale del benessere generale e l'integrazione di tecniche corporee come lo yoga e la meditazione nel campo della maternità-ginecologia ne è una perfetta illustrazione.

1. Lo yoga in maternità e ginecologia:
- **Durante la gravidanza:** lo yoga prenatale è studiato appositamente per le future mamme. Aiuta a migliorare la flessibilità, rafforza i muscoli utilizzati durante il parto e può ridurre i dolori comuni associati

alla gravidanza. Inoltre, le tecniche di respirazione insegnate possono essere utili durante il parto.

- **Dopo il parto**: Lo yoga postnatale offre sostegno alle neomamme ripristinando il tono muscolare, rafforzando il pavimento pelvico e aiutando a gestire lo stress e la fatica.
- **In ginecologia**: lo yoga può aiutare a ridurre i sintomi della sindrome premestruale, a sostenere la salute pelvica e persino a migliorare i sintomi della menopausa.

2. Meditazione in maternità e ginecologia:

- **Durante la gravidanza**: la meditazione può aiutare a gestire lo stress, l'ansia e gli sbalzi d'umore. Può anche migliorare il legame tra la madre e il nascituro.
- **Dopo il parto**: Le neo-mamme possono essere soggette alla depressione post-partum. La meditazione, in particolare la mindfulness, può essere uno strumento prezioso per gestire queste emozioni complesse e promuovere una migliore salute mentale.
- **Ginecologia**: la meditazione può essere utilizzata per gestire il dolore, lo stress e l'ansia associati a vari problemi ginecologici.

3. I benefici combinati :

Se combinate, queste tecniche offrono una serie di vantaggi interconnessi:

- **Rilassamento profondo**: combinando il dolce stretching dello yoga con la consapevolezza della meditazione, si può ottenere un profondo rilassamento fisico e mentale.
- **Gestione del dolore**: queste tecniche possono aiutare a gestire il dolore, in particolare il dolore mestruale, il dolore della gravidanza e il dolore post-partum.
- **Miglioramento della respirazione**: la respirazione profonda, insegnata sia nello yoga che nella meditazione, è utile per l'ossigenazione, la gestione dello stress e la preparazione al parto.

Lo yoga e la meditazione offrono metodi dolci e non invasivi per sostenere il benessere delle donne in ogni fase della loro vita riproduttiva. Queste tecniche sono sempre più riconosciute e raccomandate nel mondo della maternità e della ginecologia, offrendo un approccio integrato e olistico alla cura.

L'importanza di un approccio olistico

L'approccio olistico alla salute comprende una visione integrata dell'individuo, considerando non solo il fisico, ma anche l'emotivo, il mentale, il sociale e talvolta lo spirituale. Nel campo della maternità-ginecologia, questo approccio è di fondamentale importanza per una serie di motivi.

1. Visione complessiva del paziente:
Al di là dei sintomi fisici, l'approccio olistico cerca di comprendere i vari fattori che possono influenzare la salute di una donna. Questi includono la sua storia personale, l'ambiente familiare, il lavoro, le abitudini di vita, le convinzioni e le emozioni. Considerando tutti questi elementi, gli operatori sanitari possono offrire un piano di cura più appropriato ed efficace.

2. Promuovere il benessere emotivo e mentale:
La gravidanza, il parto e il periodo post-parto sono momenti emotivamente carichi per una donna. Allo stesso modo, le sfide ginecologiche, che si tratti di infertilità, malattia o cambiamenti ormonali, hanno un profondo impatto sul benessere mentale. L'approccio olistico offre uno spazio in cui queste emozioni vengono riconosciute, convalidate e affrontate con attenzione.

3. Approcci terapeutici complementari :
Abbracciando una visione olistica, gli operatori sanitari possono integrare le terapie complementari, come l'agopuntura, lo yoga, la meditazione, la fitoterapia e altre,

a supporto delle cure mediche convenzionali. Queste terapie possono offrire benefici significativi in termini di gestione del dolore, rilassamento e benessere generale.

4. Responsabilizzazione del paziente:

L'approccio olistico pone il paziente al centro dell'assistenza. Viene incoraggiata a partecipare attivamente alla sua guarigione, ad ascoltare il suo corpo e a prendere decisioni informate sul suo trattamento.

5. Interdisciplinarità :

L'approccio olistico promuove una stretta collaborazione tra diversi professionisti della salute - ginecologi, ostetriche, psicologi, nutrizionisti, terapisti complementari e così via. Questa sinergia permette di offrire un'assistenza più completa e coordinata.

6. Prevenzione ed educazione :

Con una visione globale, l'approccio olistico sottolinea l'importanza della prevenzione e dell'educazione in maternità-ginecologia. Questo può includere consigli sull'alimentazione, l'esercizio fisico, la gestione dello stress e l'educazione sessuale.

L'approccio olistico alla maternità e alla ginecologia riconosce la complessità e l'unicità di ogni donna. Offre un quadro di assistenza più umano, personalizzato e completo, garantendo che ogni dimensione della donna sia presa in considerazione, onorata e curata.

Capitolo 27

SESSUALITÀ IN MATERNITÀ E GINECOLOGIA

Disfunzione sessuale

La disfunzione sessuale comprende una serie di disturbi legati al ciclo di risposta sessuale, al dolore associato al rapporto sessuale o alle preoccupazioni sulla sessualità o sul funzionamento sessuale. Queste disfunzioni possono colpire chiunque, indipendentemente dall'età, dalla cultura o dal sesso, anche se possono essere influenzate da questi fattori.

Tipi di disfunzione sessuale
- Disturbi del desiderio:
    - **Desiderio sessuale ipoattivo:** assenza o deficit persistente o ricorrente di desiderio o fantasia sessuale.
    - **Disturbo da avversione sessuale:** estremo evitamento o riluttanza, persino disgusto, ad avere contatti sessuali.
- Disturbi da eccitazione:
    - **Disturbo dell'eccitazione sessuale femminile:** incapacità persistente di mantenere l'eccitazione sessuale e la lubrificazione.
    - **Disfunzione erettile maschile:** incapacità persistente o ricorrente di ottenere o mantenere un'erezione sufficiente per un'attività sessuale soddisfacente.
- Disturbi dell'orgasmo:
    - **Anorgasmia:** assenza persistente o ritardo dell'orgasmo dopo una fase di eccitazione normale.
    - **Eiaculazione precoce:** l'eiaculazione precoce che si verifica con una stimolazione minima e che rappresenta una preoccupazione per l'individuo.
- Disturbi del dolore sessuale:
    - **Dispareunia:** dolore associato alla penetrazione.

- **Vaginismo:** contrazione involontaria dei muscoli della vagina, che rende la penetrazione dolorosa o impossibile.

Cause
Le disfunzioni sessuali possono avere cause organiche o psicologiche, o una combinazione di entrambe. Le cause organiche includono malattie, condizioni mediche, farmaci e cambiamenti ormonali. I fattori psicologici possono essere legati a traumi passati, ansia, stress, depressione, problemi relazionali o preoccupazioni per le prestazioni sessuali.

Trattamento
Il trattamento della disfunzione sessuale dipende dalla causa sottostante:
- **Terapia:** un consulente o un terapeuta specializzato in questioni sessuali può fornire strategie per affrontare i problemi emotivi e psicologici.
- **Farmaci:** alcuni farmaci possono aiutare a trattare la disfunzione sessuale, soprattutto quando le cause sono fisiologiche.
- **Terapia ormonale:** in alcuni casi, lo squilibrio ormonale può contribuire alla disfunzione. Può essere consigliata l'integrazione o la modulazione.
- **Educazione e consigli:** Per molti, una semplice educazione sessuale può fare una grande differenza.
- **Terapia fisica: in caso di** vaginismo o dispareunia, può essere utile la fisioterapia pelvica.

È fondamentale consultare un professionista della salute per una valutazione completa, in quanto la giusta diagnosi è il primo passo verso un trattamento efficace. Anche la comprensione e la comunicazione con il partner sono essenziali per affrontare e gestire queste sfide.

Sessualità durante e dopo la gravidanza

La sessualità durante e dopo la gravidanza è un argomento delicato e di particolare importanza per molte coppie. I cambiamenti fisiologici, emotivi e ormonali che si verificano durante questo periodo possono influenzare la percezione e l'espressione della sessualità.

Sessualità durante la gravidanza:
- Primo trimestre:
    - Molte donne sperimentano stanchezza, nausea o vomito, che possono ridurre l'interesse per l'attività sessuale.
    - Anche i cambiamenti ormonali possono influenzare la libido, facendola aumentare o diminuire.
- Secondo trimestre:
    - Spesso si parla di "trimestre d'oro" quando si parla di sessualità in gravidanza. I sintomi del primo trimestre possono attenuarsi e molte donne riferiscono un aumento della libido.
    - L'aumento del flusso sanguigno nell'area pelvica può aumentare la sensibilità e potenzialmente il piacere.
- Terzo trimestre:
    - L'addome ingrossato, il mal di schiena, il bruciore di stomaco e altri sintomi possono rendere il sesso scomodo o meno desiderabile.
    - Alcune coppie possono temere di ferire il bambino, sebbene il feto sia generalmente protetto dal liquido amniotico e dalla parete uterina.

Punti da considerare durante la gravidanza:
- È sicuro avere rapporti sessuali durante la gravidanza, a meno che il medico o l'ostetrica non indichino diversamente (per esempio, se c'è un rischio di parto

prematuro, di emorragia o se la placenta copre la cervice).

- Le posizioni possono dover essere modificate con l'avanzare della gravidanza per garantire il comfort della madre.
- Una comunicazione aperta con il partner è essenziale per condividere sentimenti e preoccupazioni.

La sessualità dopo la gravidanza:
- Dopo il parto:
  - La maggior parte degli operatori sanitari raccomanda di attendere da 4 a 6 settimane dopo un parto vaginale, e forse più a lungo dopo un parto cesareo, prima di riprendere i rapporti sessuali. Questo permette ai tessuti di guarire, soprattutto se si sono verificate lacerazioni o episiotomie.
  - L'allattamento, i cambiamenti ormonali, la stanchezza e lo stress di prendersi cura di un neonato possono influire sulla libido.
- Riabilitazione fisica:
  - La fisioterapia pelvica può aiutare a ripristinare il tono muscolare, a migliorare la circolazione sanguigna e a ridurre il dolore durante il rapporto sessuale.
  - L'uso di lubrificanti può aiutare a combattere la secchezza vaginale, spesso causata dai cambiamenti ormonali, in particolare durante l'allattamento.
- Emozioni e benessere mentale:
  - I neo-genitori possono sentirsi sopraffatti, il che può influire sulla loro intimità e sulla loro relazione.
  - La depressione o l'ansia post-partum possono avere un impatto sulla sessualità. È fondamentale cercare supporto se si sospettano queste condizioni.

Per molti, la chiave è la pazienza, la comunicazione e la comprensione. La sessualità può cambiare in diversi momenti della vita, e il periodo intorno alla gravidanza è certamente uno di questi. Una comunicazione aperta con il suo partner e con gli operatori sanitari può aiutarla a gestire questi cambiamenti e a trovare nuovi modi di relazionarsi intimamente.

Il ruolo dell'infermiere nell'istruzione e nella consulenza

Gli infermieri svolgono un ruolo centrale nell'educazione e nella consulenza ai pazienti. In quanto professionisti sanitari di prima linea, sono spesso il primo punto di contatto per i pazienti che hanno domande o dubbi sulla loro salute, sul trattamento, sui farmaci e su molte altre questioni. L'educazione e la consulenza degli infermieri possono contribuire in modo significativo a migliorare la comprensione dei pazienti, a promuovere la loro autonomia e a ottimizzare i risultati della loro salute. Ecco un'esplorazione dettagliata del ruolo dell'infermiere in queste aree:

1. Educazione terapeutica :
   * **Malattie croniche:** gli infermieri insegnano ai pazienti come gestire condizioni come il diabete, l'ipertensione, l'asma, eccetera, compresi la dieta, i farmaci e l'autocontrollo.
   * **Assunzione di farmaci:** Forniscono informazioni sull'uso corretto dei farmaci, sui potenziali effetti collaterali e su come affrontare eventuali problemi.
   * **Assistenza post-operatoria:** dopo l'intervento, gli infermieri forniscono ai pazienti informazioni sulla cura delle ferite, sulla gestione del dolore e sulla ripresa delle attività.

2. Promozione della salute e prevenzione:
- Gli infermieri svolgono un ruolo attivo nella promozione di comportamenti sani, come smettere di fumare, seguire una dieta equilibrata e partecipare all'attività fisica.
- Possono anche offrire consigli sulla prevenzione di malattie e infortuni, come le vaccinazioni o la sicurezza sul lavoro.

3. Supporto emotivo :
- Gli infermieri aiutano i pazienti a gestire l'ansia, la paura o la depressione legate alla loro condizione o al trattamento. Possono offrire ascolto empatico, fornire informazioni rassicuranti o indirizzare i pazienti ad altri professionisti della salute mentale, se necessario.

4. Supporto nelle decisioni mediche:
- Aiutando i pazienti a comprendere le loro opzioni terapeutiche, gli infermieri li aiutano a prendere decisioni informate sulla loro cura.
- Possono anche aiutare i pazienti a riflettere sui loro valori e preferenze nel contesto di decisioni mediche complesse.

5. Educazione familiare :
- Gli infermieri possono anche formare e consigliare le famiglie su come assistere un parente malato, in particolare per quanto riguarda l'assistenza domiciliare, la dieta e l'assunzione di farmaci.

6. Coordinamento delle cure:
- Gli infermieri svolgono un ruolo essenziale nel coordinare l'assistenza tra diversi professionisti della salute, assicurando che i pazienti ricevano un'assistenza completa e coerente.

7. Promuovere l'autogestione:
- Fornendo ai pazienti gli strumenti e le conoscenze necessarie, gli infermieri li incoraggiano ad assumere un ruolo attivo nella gestione della propria salute.

8. Adattamento culturale :
- Per essere veramente efficaci, l'educazione e la consulenza devono spesso essere adattate alle specifiche esigenze culturali, linguistiche o sociali dei pazienti.

Gli infermieri sono educatori e consulenti essenziali nel mondo dell'assistenza sanitaria. Fornendo informazioni accurate, dando sostegno emotivo e guidando i pazienti attraverso il sistema sanitario, contribuiscono in modo determinante a migliorare la qualità dell'assistenza e la soddisfazione dei pazienti.

Capitolo 28

VIOLENZA CONTRO LE DONNE

Riconoscere i segnali di violenza

Riconoscere i segni della violenza è essenziale per gli operatori sanitari, in quanto consente loro di offrire un aiuto e un supporto adeguati alle vittime. La violenza può assumere molte forme, tra cui l'abuso fisico, sessuale, emotivo ed economico. I segnali possono essere palesi o sottili, ed è fondamentale essere sempre attenti e affrontare l'argomento con sensibilità e discrezione.

1. Segni fisici :
   - Ferite frequenti o inspiegabili (lividi, tagli, fratture, ustioni).
   - Ferite in punti solitamente nascosti dai vestiti.
   - Segni di incuria o mancanza di cure (malnutrizione, scarsa igiene).
   - Segni di violenza sessuale (ferite genitali, infezioni frequenti).
2. Il comportamento della vittima:
   - Comportamento timido, nervoso o spaventato.
   - Eviti il contatto visivo.
   - Si spaventa facilmente.
   - Essere molto remissivo o evitare certe persone o situazioni.
   - Indossi indumenti inadeguati alla stagione (ad esempio, maniche lunghe con il caldo) per nascondere le lesioni.
   - Ritiro o isolamento sociale.
   - Comportamento autodistruttivo o tentativi di suicidio.
3. Segnali emotivi :
   - Ansia, depressione o altri disturbi dell'umore.
   - Bassa autostima.
   - Sentimenti di colpa o di vergogna.
   - Difficoltà di concentrazione.
   - Insonnia o incubi.

4. Segni economici :
- Nessun accesso o controllo sulle finanze o sulle risorse economiche.
- Non essere autorizzati a lavorare o a studiare.
- Dipendenza totale dal partner per denaro e risorse.
5. Segni nella dinamica della relazione:
- Un partner eccessivamente geloso o possessivo.
- Il partner che spesso umilia, svaluta o urla.
- Eccessivo controllo da parte del partner (sui vestiti, sulle uscite, sulle interazioni sociali).
- Minacce o atti di violenza da parte del partner.
6. Cambiamenti nelle abitudini o nelle routine:
- Assenteismo frequente dal lavoro o dalla scuola.
- Improvvisa rottura delle relazioni sociali o familiari.
- Eviti gli appuntamenti medici o li cancelli all'ultimo minuto.
7. Altri segni :
- Una storia di violenza precedente.
- Tentativi di minimizzare o giustificare le lesioni.

È essenziale ricordare che, sebbene questi segnali possano indicare una situazione di violenza, non sono di per sé conclusivi. Ogni individuo e ogni situazione sono unici. Quando sospetta che qualcuno sia vittima di abusi, è fondamentale affrontare l'argomento con cautela, compassione e rispetto per la riservatezza della persona. Se lei è un professionista della salute, indirizzi la persona a risorse specializzate che possono aiutarla.

Protocolli di cura

L'introduzione di protocolli di cura è fondamentale nel settore medico e paramedico, in particolare in ostetricia e ginecologia. Questi protocolli mirano a standardizzare e migliorare la qualità dell'assistenza, garantendo al contempo la sicurezza del paziente. Ecco uno schema delle fasi generali che potrebbero essere incluse nei protocolli di cura di ostetricia e ginecologia:

- Valutazione iniziale :
  - Anamnesi medica, chirurgica, ostetrica e ginecologica.
  - Eseguire un esame clinico su misura per il reclamo o la situazione.
  - Prescrizione di ulteriori esami, se necessario (ecografia, esami del sangue, ecc.).
- Stabilire una diagnosi :
  - Analisi e interpretazione dei risultati dei test.
  - Discutere i risultati con il paziente, assicurando una comunicazione chiara ed empatica.
- Stesura di un piano di trattamento :
  - Proporre opzioni di trattamento basate sulle migliori prove scientifiche disponibili.
  - Tenendo conto delle preferenze, delle esigenze e dei valori del paziente.
  - Consenso informato dopo aver fornito al paziente tutte le informazioni pertinenti.
- Attuazione del trattamento :
  - Seguendo il protocollo stabilito, con particolare attenzione alla sicurezza e al benessere del paziente.
  - Coordinamento con altri professionisti della salute, se necessario (anestesisti, chirurghi, ostetriche, ecc.).
  - Monitoraggio di eventuali effetti collaterali o complicazioni.
- Seguito della post-elaborazione :
  - Appuntamento di follow-up per valutare l'efficacia del trattamento e la reazione del paziente.
  - Adattamento del trattamento, se necessario.
  - Se necessario, rinvia a specialisti o a risorse aggiuntive.

- Documentazione e comunicazione :
  - Mantenere la cartella clinica del paziente aggiornata con tutti i dettagli rilevanti.
  - Assicurare una comunicazione trasparente con la paziente e, se necessario, con la sua famiglia e gli altri operatori sanitari.
- Valutare la qualità dell'assistenza:
  - Feedback dei pazienti e autovalutazione regolare.
  - Adattamento dei protocolli in linea con i nuovi dati scientifici e il feedback.
- Formazione e aggiornamento delle competenze:
  - Formazione continua per tenersi aggiornati sugli ultimi progressi in ostetricia e ginecologia.
  - Partecipare a workshop, seminari e altri eventi di formazione.
- Consapevolezza e prevenzione :
  - Educare e informare il paziente sulle buone pratiche sanitarie, sui rischi, sulla prevenzione e sui sintomi a cui prestare attenzione.
  - Promuovere le iniziative di prevenzione all'interno della comunità.

Queste fasi generali possono essere adattate e personalizzate in base al contesto, alla patologia e alle esigenze specifiche di ciascun paziente. Infine, è fondamentale rivedere e aggiornare regolarmente i protocolli per garantire un'assistenza ottimale.

Supporto psicologico e orientamento

Il trattamento in ostetricia e ginecologia è spesso emotivo e complesso. Che si tratti del processo riproduttivo, della diagnosi di patologie o di altre situazioni, il supporto psicologico è fondamentale. Ecco come può essere strutturato, in modo che scorra senza intoppi:

In ostetricia e ginecologia, ogni fase della vita di una donna, sia essa felice o tumultuosa, ha spesso un impatto che va ben oltre quello puramente fisico. L'annuncio di una gravidanza, la scoperta di una malattia, il processo della menopausa o le sfide dell'infertilità sono tutti momenti in cui l'emotività, l'intimità e la medicina si uniscono. Di fronte a queste sfide, il supporto psicologico non solo è prezioso, ma spesso è una necessità.

Fin dal primo contatto, l'operatore sanitario deve ascoltare con attenzione, permettendo alla paziente di esprimere le sue preoccupazioni, speranze e paure. Questo ascolto attivo è il primo passo verso la costruzione di un rapporto di fiducia, che è essenziale affinché la cura del paziente avvenga senza intoppi.

Ma oltre all'ascolto, l'assistenza spesso deve essere accompagnata da un supporto psicologico strutturato, soprattutto in situazioni particolarmente delicate. I team medici devono quindi essere addestrati a riconoscere i segnali di allarme che indicano la necessità di un maggiore supporto: aumento dell'ansia, ritiro, problemi di sonno, ecc.

Quando è necessario un supporto più specializzato, si dovrebbe prendere in considerazione la possibilità di rivolgersi a uno psicologo o a uno psichiatra. Questi esperti possono aiutare la paziente a elaborare le sue emozioni, a trovare strategie per affrontare la situazione o ad anticipare e gestire eventuali traumi.

Inoltre, alcuni momenti chiave, come la perdita di un figlio, la diagnosi di cancro o la scoperta dell'infertilità, possono richiedere la creazione di gruppi di discussione. Questi gruppi, gestiti da professionisti, offrono ai pazienti l'opportunità di parlare con altre persone in situazioni simili. La sensazione di non essere soli nella propria prova può essere estremamente rassicurante.

Anche le persone che circondano la paziente giocano un ruolo cruciale nel suo benessere psicologico. Le persone vicine al paziente devono essere rese consapevoli dell'importanza del loro sostegno, e allo stesso tempo devono essere aiutate a gestire le proprie emozioni.

Infine, l'ampia gamma di situazioni che si incontrano in ostetricia e ginecologia richiede un approccio multidisciplinare. Lavorare in rete con altri professionisti (assistenti sociali, consulenti genetici, ostetriche, ecc.) ci permette di offrire a ogni donna un supporto su misura, che rispetti la sua individualità e risponda al meglio alle sue esigenze.

Il supporto psicologico e i rinvii appropriati in ostetricia e ginecologia non sono semplicemente "extra" all'assistenza, ma componenti essenziali di un'assistenza completa, rispettosa ed efficace.

Capitolo 29

COMPLICAZIONI OSTETRICHE

Preeclampsia ed eclampsia

La preeclampsia e l'eclampsia sono gravi complicazioni della gravidanza che interessano il sistema vascolare. Sono caratterizzate da un'elevata pressione sanguigna e possono avere gravi conseguenze sia per la madre che per il feto, se non vengono trattate in tempo. Ecco una panoramica di queste condizioni e di come vengono gestite.

Preeclampsia :
- **Definizione:** la pre-eclampsia è una condizione caratterizzata da ipertensione arteriosa (superiore a 140/90 mmHg in due occasioni, a distanza di almeno 4 ore l'una dall'altra) e dalla presenza di proteine nelle urine (proteinuria) dopo 20 settimane di gestazione in una donna che in precedenza era normotesa.
- **Cause:** sebbene la causa esatta non sia stata chiaramente identificata, si pensa che sia legata a problemi con i vasi sanguigni della placenta.
- **Sintomi:** oltre all'ipertensione e alla proteinuria, i sintomi possono includere mal di testa, disturbi visivi, dolore nella parte superiore dell'addome, aumento improvviso di peso ed edema (gonfiore).
- **Rischi:** se non trattata, la pre-eclampsia può progredire in eclampsia o sindrome HELLP, che sono forme più gravi della malattia. Può anche causare un arresto della crescita fetale e altre complicazioni per il bambino.
- **Trattamento:** La soluzione principale per trattare la preeclampsia è far nascere il bambino. Se la gravidanza è avanzata, si può prendere in considerazione il travaglio indotto. Se la gravidanza è meno avanzata, possono essere prescritti un attento monitoraggio e farmaci antipertensivi.

Eclampsia :

- **Definizione**: l'eclampsia è l'evoluzione della pre-eclampsia, caratterizzata dall'insorgenza di convulsioni o coma nelle donne in gravidanza o poco dopo il parto.
- **Sintomi**: oltre alle convulsioni, il paziente può accusare forti mal di testa, agitazione, visione offuscata e intenso dolore allo stomaco.
- **Trattamento** : L'eclampsia è un'emergenza medica. Le convulsioni vengono trattate con farmaci anticonvulsivi, di solito con solfato di magnesio. Il parto è spesso necessario una volta che la madre si è stabilizzata.

Prevenzione e monitoraggio: un attento monitoraggio della pressione arteriosa e delle analisi delle urine durante la gravidanza può aiutare a individuare precocemente la pre-eclampsia. In alcuni casi, può essere prescritta una bassa dose di aspirina per prevenire la pre-eclampsia, ma sempre sotto controllo medico.

È fondamentale che le donne incinte siano consapevoli dei sintomi della pre-eclampsia e che si sottopongano a cure mediche regolari durante la gravidanza. La diagnosi e la gestione precoce sono essenziali per garantire la sicurezza della madre e del bambino.

Emorragia post-partum

L'emorragia post-partum (PPH) è una grave complicanza del parto, definita come un'eccessiva perdita di sangue dopo il parto. È una delle principali cause di mortalità materna in tutto il mondo, soprattutto nei Paesi a basse risorse.

Definizione e classificazione :

L'emorragia post-partum è generalmente definita come una perdita di sangue di 500 ml o più nelle 24 ore successive a un parto vaginale e di 1000 ml o più dopo un parto cesareo. Può essere classificata in due categorie principali:

- **PPH precoce (o primaria)**: Si verifica entro 24 ore dal parto.
- **PPH tardiva (o secondaria)**: Si verifica tra 24 ore e 12 settimane dopo il parto.

Cause della PPH :

- **Atonia uterina**: è la causa più comune di PPH precoce. L'utero non si contrae correttamente dopo il parto, provocando un'emorragia abbondante.
- **Traumi ostetrici**: episiotomie, lacerazioni vaginali o cervicali o rottura dell'utero.
- **Ritenzione di frammenti di placenta**: pezzi di placenta o di membrane possono rimanere nell'utero dopo il parto.
- **Disturbi della coagulazione**: rari, ma possono essere una causa di emorragia.

Prevenzione e gestione della PPH precoce:

- **Gestione attiva del parto**: somministrazione di un uterotonico, come l'ossitocina, subito dopo la nascita del bambino, seguita da un massaggio uterino e da un attento monitoraggio del parto della placenta.
- **Monitoraggio**: controlli regolari delle dimensioni e della consistenza dell'utero e della quantità di sanguinamento.
- **Trattamento**: se si sospetta una PPH, la causa deve essere identificata e trattata. Questo può includere farmaci uterotonici aggiuntivi, la rimozione manuale dei frammenti di placenta, la sutura delle lacerazioni o, in casi rari, l'intervento chirurgico.

Gestione della PPH tardiva :

- **Indagini**: ecografia per rilevare frammenti di placenta o altre anomalie.

- **Trattamento**: espulsione dei frammenti trattenuti, farmaci per ridurre il sanguinamento o, in alcuni casi, curettage per rimuovere i frammenti trattenuti.

Una gestione tempestiva e appropriata dell'emorragia post-partum è essenziale per salvare la vita della madre. Un'adeguata formazione degli operatori sanitari, una buona preparazione, la disponibilità di farmaci e attrezzature essenziali e un attento monitoraggio durante e dopo il parto sono fondamentali per prevenire e gestire efficacemente la PPH.

Gravidanze ectopiche e aborti spontanei

La gravidanza ectopica e l'aborto spontaneo sono due complicazioni della gravidanza che possono avere gravi conseguenze per la salute riproduttiva di una donna. Richiedono un trattamento medico rapido e appropriato.

Gravidanze ectopiche (EP) :
Una gravidanza ectopica è una condizione in cui l'embrione si impianta al di fuori della cavità uterina, di solito in una tuba di Falloppio. Si tratta di un'emergenza medica che richiede un'attenzione immediata.
- **Sintomi comuni**: Dolore addominale acuto, sanguinamento vaginale, amenorrea (assenza di mestruazioni).
- **Fattori di rischio**: storia di EP, infezioni pelviche, chirurgia tubarica, fumo, uso di dispositivi intrauterini (IUD), FIV.
- **Diagnosi**: ecografia, dosaggio dell'hCG (ormone gonadotropina corionica).
- **Trattamento**: Il trattamento dipende dalla posizione, dalle dimensioni e dalla progressione dell'EP. Può comportare la somministrazione di metotrexato per

251

interrompere la gravidanza, oppure l'intervento chirurgico, di solito in laparoscopia.

Aborti spontanei :
Un aborto spontaneo è la perdita di una gravidanza prima delle 20 settimane di gestazione. La maggior parte degli aborti spontanei si verifica nel primo trimestre di gravidanza.

- **Sintomi comuni**: Sanguinamento vaginale, dolori o crampi addominali, riduzione dei sintomi della gravidanza.
- **Fattori di rischio**: età materna avanzata, fumo, consumo eccessivo di alcol, infezioni, malattie croniche, anomalie cromosomiche.
- **Diagnosi**: ecografia, test hCG, esame pelvico.
- **Trattamento**: se l'aborto spontaneo è in corso, il trattamento è volto a evitare complicazioni. Può includere l'aspirazione manuale, il curettage o la somministrazione di farmaci per completare l'aborto. Il follow-up medico è necessario per garantire che tutto il tessuto embrionale sia stato espulso.

Impatto emotivo :
È fondamentale riconoscere l'impatto emotivo di queste complicazioni. Molte donne provano sentimenti di perdita, tristezza, colpa o rabbia dopo un EP o un aborto spontaneo. Il supporto psicologico, sia professionale che familiare, è fondamentale per aiutare queste donne a superare questi momenti difficili.

La gravidanza ectopica e l'aborto spontaneo sono complicazioni gravi della gravidanza che richiedono una rapida attenzione medica. Oltre alle cure mediche, il supporto emotivo è essenziale per aiutare le donne a superare la perdita e a considerare le gravidanze future.

Capitolo 30

ETICA
E
DIRITTI
DEI PAZIENTI

Consenso informato

Il consenso informato è un principio fondamentale nella pratica medica e clinica. Riflette il rispetto dei diritti, della dignità e dell'autonomia delle persone nel processo decisionale relativo alla loro salute.

Definizione:
Il consenso informato è il consenso volontario ed esplicito di un paziente a sottoporsi a un intervento medico dopo essere stato informato in modo completo e comprensibile dei rischi, dei benefici, delle alternative e delle implicazioni di questo intervento.

Componenti del consenso informato :
- **Informazione**: l'operatore sanitario deve fornire al paziente tutte le informazioni pertinenti sulla procedura proposta: natura e scopo della procedura, rischi e benefici, possibili alternative, possibili conseguenze In caso di rifluto del paziente, ecc.
- **Comprensione**: è essenziale che i pazienti comprendano le informazioni che vengono loro fornite. Ciò può comportare l'adattamento del linguaggio al loro livello di comprensione, la riformulazione o la fornitura di ausili visivi.
- **Volontarietà**: il consenso deve essere dato liberamente, senza coercizione o pressione. I pazienti devono avere il diritto di fare domande, chiedere chiarimenti e prendersi il tempo necessario per prendere una decisione.
- **Capacità decisionale**: il paziente deve avere la capacità mentale e legale di dare il proprio consenso. Nei casi in cui la capacità è ridotta o assente (bambini, persone con determinate disabilità mentali), possono essere coinvolti tutori o rappresentanti legali.

Importanza :

- **Rispetto dei diritti dei pazienti**: ogni paziente ha il diritto di decidere cosa accadrà al suo corpo e alla sua salute. Il consenso informato garantisce questo diritto.
- **Meno controversie mediche**: una comunicazione aperta e trasparente con i pazienti può ridurre il rischio di incomprensioni e controversie.
- **Ottimizzazione dell'assistenza**: un paziente ben informato ha maggiori probabilità di collaborare con l'operatore sanitario e di seguire le raccomandazioni mediche.

Sfide :

- **Barriere linguistiche e culturali**: può essere difficile assicurarsi che il paziente abbia compreso le informazioni se non parla la stessa lingua dell'operatore sanitario o se proviene da una cultura diversa.
- **Complessità delle informazioni**: alcuni trattamenti o interventi sono complessi e può essere difficile spiegarli in modo semplice e comprensibile.

Conclusione:

Il consenso informato è un elemento essenziale della pratica medica etica che rispetta i diritti dei pazienti. Richiede una comunicazione aperta e onesta, adattata alle esigenze specifiche di ciascun paziente.

Autonomia e processo decisionale

L'autonomia e il processo decisionale sono principi fondamentali dell'assistenza medica e clinica, che pongono il paziente al centro della propria cura. Questi principi rispettano la dignità, la libertà e i diritti individuali di ogni persona.

Autonomia :
L'autonomia è la capacità di una persona di prendere decisioni e agire in base ai propri valori, convinzioni e preferenze. Nel contesto medico, l'autonomia riconosce che ogni individuo è il principale decisore per quanto riguarda gli interventi e i trattamenti che è disposto a ricevere.

Processo decisionale :
Il processo decisionale nell'ambito dell'assistenza sanitaria spesso implica la ponderazione dei benefici rispetto ai rischi e richiede informazioni complete e comprensibili. Ciò include la discussione delle opzioni terapeutiche, le implicazioni di ogni scelta e la comprensione dei desideri del paziente.

Interconnessione :
L'autonomia del paziente è strettamente legata al processo decisionale. Quando i pazienti sono informati, sono in grado di prendere decisioni consapevoli sulle loro cure, rafforzando così la loro autonomia.

Problemi e sfide :
- **Rispetto dell'autonomia**: in alcune situazioni, il personale medico può ritenere che una certa opzione sia la migliore per il paziente, ma quest'ultimo può scegliere un percorso diverso. Rispettare l'autonomia significa onorare questa scelta, anche se il personale sanitario non è d'accordo.
- **Barriere all'informazione**: affinché l'autonomia sia esercitata in modo informato, è essenziale che il paziente riceva e comprenda tutte le informazioni pertinenti. Barriere come la lingua, la cultura o le capacità cognitive possono ostacolare questo processo.
- **Capacità decisionale**: non tutti i pazienti hanno la capacità di prendere decisioni, a causa di problemi cognitivi, malattie mentali o altri motivi. In questi casi, la sfida è come garantire l'autonomia dei pazienti, assicurando al contempo il loro benessere.

Importanza :

- **Etica medica**: rispettare l'autonomia del paziente e facilitare il processo decisionale informato sono elementi chiave dell'etica medica.
- **Coinvolgimento del paziente**: I pazienti che sono attivi e coinvolti nella propria assistenza medica hanno spesso risultati migliori, in quanto comprendono e aderiscono meglio ai trattamenti.
- **Fiducia**: l'autonomia e il processo decisionale rafforzano la fiducia tra paziente e operatore sanitario.

L'autonomia e il processo decisionale sono elementi essenziali di un'assistenza medica rispettosa e incentrata sul paziente. Questi principi richiedono una comunicazione aperta, onesta e appropriata, nonché una riflessione continua sull'etica e sulle migliori prassi, al fine di servire al meglio ogni paziente.

Gestire dilemmi etici complessi

La gestione di complessi dilemmi etici è una parte intrinseca della pratica medica. Questi dilemmi sorgono quando gli operatori sanitari si trovano di fronte a situazioni in cui valori, principi o doveri opposti entrano in conflitto. Ecco una riflessione fluida su questo tema.

Nel mondo clinico, ogni decisione viene presa nel contesto di un mosaico di fattori: i desideri e i valori del paziente, le raccomandazioni mediche, le risorse disponibili, gli obblighi legali e, naturalmente, il quadro etico. Spesso, questi elementi si allineano armoniosamente, guidando il medico verso una decisione ovvia. Tuttavia, ci sono volte in cui questi elementi si scontrano, creando dilemmi etici profondi.

Immaginiamo una donna incinta con una grave malattia che richiede un trattamento che potrebbe danneggiare il feto. Oppure consideriamo il caso di un paziente malato terminale che richiede un'assistenza attiva nel morire in un Paese in cui l'eutanasia non è legalmente approvata. In queste situazioni, gli operatori sanitari si trovano a un bivio, combattuti tra diverse direzioni.

Il primo passo per navigare in queste acque agitate è riconoscere e articolare chiaramente il dilemma. È fondamentale identificare i diversi valori e obblighi in gioco, siano essi personali, professionali, legali o morali. Una volta identificate, queste preoccupazioni possono essere messe in ordine di priorità, soppesate e bilanciate l'una con l'altra.

Una comunicazione aperta con tutte le persone coinvolte è essenziale. Ciò significa ascoltare attivamente e con rispetto le prospettive del paziente, della famiglia e dell'équipe medica. Queste conversazioni possono rivelare compromessi, soluzioni alternative o chiarimenti che possono guidare la decisione.

Tuttavia, la comunicazione da sola non sempre risolve questi dilemmi. Spesso è utile consultare i comitati etici o gli esperti del settore. Queste risorse possono fornire indicazioni, prospettive o quadri per affrontare il problema.
Ma la cosa forse più importante è riconoscere l'impatto emotivo che questi dilemmi possono avere sugli stessi assistenti. Possono sorgere sentimenti di colpa, dubbio o rimorso, anche dopo aver preso una decisione eticamente giustificabile. Trovare un sostegno, sia attraverso colleghi, mentori o professionisti della salute mentale, è fondamentale per affrontare personalmente queste sfide.

In definitiva, quando ci si trova di fronte a un dilemma etico complesso, potrebbe non esistere una risposta 'giusta' e univoca. Ma con la riflessione, la comunicazione e il supporto, gli operatori sanitari possono sforzarsi di prendere le decisioni più equilibrate, informate ed etiche possibili.

Capitolo 31

COINVOLGIMENTO DEI PADRI/ PARTNER

Il ruolo del partner durante la gravidanza

Il ruolo del partner durante la gravidanza è complesso ed essenziale. In molte culture, il partner svolge un ruolo decisivo nel fornire supporto emotivo, fisico e logistico alla donna incinta. Durante questo periodo, la relazione tra i partner può rafforzarsi, evolversi e affrontare nuove sfide. Ecco un'esplorazione fluida di questa dinamica.

La gravidanza è spesso associata a una serie di sconvolgimenti, non solo per la donna che porta in grembo il bambino, ma anche per il suo partner. È un momento di attesa ed eccitazione, ma anche di molte incertezze. Il partner può sentirsi sia stupito dalla capacità della donna di portare la vita, sia ansioso per le imminenti responsabilità della genitorialità.

Fin dall'inizio, il partner può assumere il ruolo di supporto emotivo. I cambiamenti ormonali associati alla gravidanza possono causare sbalzi d'umore e intensificare i sentimenti. L'ascolto attivo, la pazienza e la comprensione sono essenziali per aiutare la donna incinta a navigare in queste acque emotive.

A livello fisico, il partner può aiutare familiarizzando con le esigenze nutrizionali e di salute della gestante. Partecipare ai corsi di preparazione al parto, accompagnare la donna agli appuntamenti medici e conoscere il processo del parto possono rafforzare il legame tra i partner e farli sentire più coinvolti.

Anche la preparazione all'arrivo del bambino è un'area in cui il partner può svolgere un ruolo attivo. Ciò può includere la preparazione della stanza del bambino, l'acquisto di forniture essenziali e la discussione di questioni logistiche come la scelta del nome, le decisioni sul parto e i piani per il congedo parentale.

Tuttavia, è anche essenziale riconoscere le esigenze emotive del partner. Sebbene si presti naturalmente molta attenzione alla donna incinta, anche il partner può provare stress, ansia o incertezza per il suo imminente ruolo di genitore. Trovare risorse o gruppi di sostegno specifici per i partner può essere utile.

In definitiva, il ruolo del partner durante la gravidanza è tanto vario quanto gli individui stessi. Ogni coppia è unica e ciò che funziona per uno può non funzionare per l'altro. Tuttavia, una comunicazione aperta, il sostegno reciproco e una preparazione consapevole possono aiutare a gettare le basi per un'esperienza di gravidanza arricchente e per una solida collaborazione, mentre si avventurano insieme nel viaggio verso la genitorialità.

Supporto durante il parto

Il parto è un evento importante nella vita di una donna e del suo partner, e il sostegno durante questo periodo è fondamentale. Una presenza confortante e un'assistenza proattiva possono fare la differenza nell'esperienza di una madre. Affrontiamo questo tema con una prosa fluida e integrata.

Quando si avvicina il momento tanto atteso del parto, il tumulto delle emozioni può travolgere la sala parto. Contrazioni, dolore e incertezze intrecciate con l'attesa e l'eccitazione scolpiscono una tela complessa. In questo spazio, ogni gesto, ogni parola e ogni sguardo hanno il potere di confortare, rassicurare o incoraggiare.

Il ruolo della persona di supporto - spesso il partner, ma può anche essere un'amica, una madre, una doula o un'altra persona scelta - è innanzitutto quello di comprendere i desideri e le esigenze della futura mamma.

Alcune troveranno conforto in una stretta di mano, altre in parole gentili, mentre altre ancora preferiranno il silenzio e la concentrazione.

Le tecniche di respirazione sono spesso utili e il partner può aiutare ricordando alla futura mamma queste tecniche, respirando con lei o incoraggiandola a trovare un ritmo adatto a lei. Massaggiare la schiena, inumidire le labbra, asciugare la fronte: questi piccoli gesti possono offrire un enorme sollievo.

Anche fungere da intermediario con il personale medico può essere una parte importante del ruolo di supporto. Può trattarsi di fare domande, esprimere i desideri della coppia o semplicemente fornire una presenza rassicurante durante le interazioni con gli operatori sanitari.

Sapere quando fare un passo indietro è altrettanto fondamentale. Gli operatori sanitari sono lì per garantire la sicurezza della madre e del bambino, e ci possono essere momenti in cui devono intervenire in modo rapido ed efficace.

Dopo il parto, il sostegno non si ferma. C'è l'ammirazione e la gioia condivisa per questo nuovo piccolo essere. I primi momenti di intimità tra madre, bambino e partner sono impagabili. Offrire l'acqua alla madre, congratularsi con lei o semplicemente abbracciarla teneramente contribuiscono a questo momento magico.

Il parto è un momento delicato di dolore, gioia, paura e meraviglia. La persona di supporto è il partner silenzioso ma indispensabile che guida, rassicura e accompagna in ogni fase, creando un'esperienza più ricca e profonda per tutte le persone coinvolte.

Collaborare per le sfide del post-partum

Il periodo post-partum, spesso definito come il "quarto trimestre" della gravidanza, è un momento di profondo cambiamento per la neomamma. Ma anche il partner sta vivendo la sua transizione, oscillando tra il ruolo di sostenitore e quello di co-genitore attivo. Indossiamo le scarpe del nostro partner per una passeggiata nel labirinto del periodo post-partum, con una prosa fluida e collegata.

Il pianto del neonato segna la fine del parto e l'inizio di un nuovo capitolo per la famiglia. Il primo respiro del bambino è anche il primo passo del partner nel vasto mondo del periodo post-partum. I primi giorni sono spesso avvolti da una nebbia di meraviglia e stanchezza, un misto di gioia pura e notti insonni.

Mentre la madre si riprende fisicamente dal parto, il suo partner può sentirsi impotente e sopraffatto. Questo può comportare imparare a cambiare un pannolino, gestire le visite dei parenti, aiutare con l'allattamento al seno o al biberon, o semplicemente tenere la mano della madre quando è sopraffatta dagli ormoni e dalle emozioni.

Il baby blues può colpire sia le madri che i loro partner. Riconoscere i segnali di una possibile depressione post-partum in entrambi è fondamentale. Una comunicazione aperta è la chiave per navigare in queste acque a volte turbolente. È importante che il partner cerchi sostegno, sia attraverso amici, gruppi di sostegno per neogenitori o professionisti.

Anche l'intimità della coppia può cambiare. Il partner può provare sia un rinnovato amore nel vedere la forza e la resilienza della madre, sia una certa distanza quando l'attenzione si rivolge al bambino. Essere consapevoli di queste dinamiche e parlarne può aiutare a mantenere il legame.

Bilanciare lavoro e famiglia può porre nuove sfide. Il partner può sentire la pressione di dover provvedere alla famiglia, pur volendo essere presente a casa. Si tratta di trovare un equilibrio, di riadattare le aspettative e di trovare del tempo per se stessi.

Infine, il periodo post-parto è anche un momento di riscoperta. Il partner riscopre la madre, non solo come compagna, ma anche come co-genitore. Inoltre, riscopre se stesso, i suoi punti di forza, le sue paure, le sue speranze e i suoi sogni per questa nuova famiglia.

Affrontare il post-partum come partner significa accettare che la strada sarà tortuosa, piena di momenti di dubbio ma anche di esplosioni di pura felicità. Si tratta di abbracciare il ruolo di pilastro, pur ricordando che anche lei può avere bisogno di sostegno. In breve, è una danza di amore, pazienza e perseveranza.

Capitolo 32

LATTAZIONE E ALLATTAMENTO AL SENO

Vantaggi e sfide dell'allattamento al seno

L'allattamento al seno, pur essendo naturale, è un'esperienza ricca di emozioni, scoperte e sfide per molte mamme. Affrontiamo questo viaggio con una prosa fluida, bilanciando gli inestimabili benefici con le sfide che possono sorgere lungo il percorso.

L'allattamento al seno è innanzitutto una danza delicata tra madre e figlio. Al centro di questa interazione c'è un atto antico, vecchio quanto l'umanità stessa. I primi momenti, quando il neonato si accoccola al seno della madre, si tingono di una magia indescrivibile. Lì, in quella bolla di intimità, il bambino trae non solo un nutrimento ricco e perfettamente adatto alle sue esigenze, ma anche una sensazione di sicurezza e amore.

I benefici dell'allattamento al seno sono molti. Dal punto di vista nutrizionale, il latte materno è un cocktail dinamico di antiossidanti, enzimi e anticorpi che rafforzano il sistema immunitario del bambino e lo proteggono da molte malattie infantili. Inoltre, promuove una crescita sana, adattata alle esigenze in evoluzione del bambino. Per la madre, l'allattamento al seno può aiutarla a tornare più rapidamente al peso precedente alla gravidanza, a promuovere la contrazione dell'utero dopo il parto e a rafforzare il legame emotivo con il bambino.

Ma come ogni avventura, anche l'allattamento al seno presenta delle sfide. Per alcune mamme, l'allattamento al seno può essere doloroso, con problemi come le fessure o l'ingorgo. I primi giorni possono essere caratterizzati da dubbi sulla quantità di latte prodotto o sulla capacità del bambino di succhiare correttamente. Anche la stanchezza, il ritorno al lavoro o semplicemente il bisogno di un po' di indipendenza possono rendere difficile l'allattamento.

Inoltre, la pressione sociale può pesare molto sulle spalle delle madri, che allattino o meno. Alcune possono sentirsi giudicate o incomprese per la loro scelta, mentre altre possono sentirsi isolate o sopraffatte dalle continue richieste del loro bambino.

L'allattamento al seno è un'esperienza profondamente personale. Ogni madre, con il suo istinto, il suo amore e le risorse a sua disposizione, crea il proprio percorso. Che sia costellato di rose o di spine, il percorso dell'allattamento al seno è un passo prezioso nel viaggio della maternità, dove ogni goccia di latte, ogni sorriso assonnato e ogni momento di connessione profonda con il suo bambino sono tesori inestimabili.

Il ruolo dell'infermiere nel sostenere l'allattamento al seno

Le infermiere svolgono un ruolo chiave nel sostenere l'allattamento al seno, facendo da ponte tra la madre, il bambino e il mondo medico. Il loro ruolo è educativo, pratico ed emotivo.

Educativo: già prima del parto, l'infermiera può informare la futura mamma sui benefici dell'allattamento al seno per lei e per il suo bambino. Spiega la composizione unica del latte materno, il suo ruolo nel rafforzare il sistema immunitario del bambino e i benefici emotivi e fisici per la madre. Dopo il parto, l'infermiera insegna alla madre come posizionare correttamente il bambino, come riconoscere i segnali di fame e come assicurarsi che il bambino succhi in modo efficace.

Pratico: fin dalle prime ore dopo la nascita, l'infermiera è presente per aiutare la madre ad avviare l'allattamento al seno. Interverrà in caso di difficoltà, come dolore, screpolature o ingorgo. Se necessario, può anche insegnare alla madre le tecniche per stimolare l'allattamento.

Emotivo: l'allattamento al seno è un'esperienza emotiva intensa per molte donne. L'infermiera offre sostegno psicologico, rassicura la madre, la incoraggia e si congratula con lei per i suoi sforzi. Quando sorgono dei problemi, l'infermiera è spesso il primo punto di contatto per una madre preoccupata o scoraggiata. La loro capacità di ascoltare, rassicurare e guidare può fare la differenza nel percorso di allattamento di una donna.

L'infermiera lavora anche a stretto contatto con altri professionisti della salute, come medici, ostetriche e consulenti per l'allattamento, per garantire che la madre riceva la migliore assistenza possibile.

Infine, è importante notare che ogni madre è unica e che la sua scelta in merito all'allattamento al seno deve essere rispettata. Se una madre decide di non allattare al seno, o di combinare l'allattamento al seno con quello al biberon, l'infermiera la sosterrà anche in queste scelte, assicurandosi sempre che vengano fornite informazioni equilibrate e che la madre sia sostenuta nelle sue decisioni.

L'infermiera è un pilastro dell'esperienza dell'allattamento, contribuendo con la sua presenza premurosa, le sue conoscenze e la sua esperienza al successo di questo momento così speciale della maternità.

Gestione delle complicazioni legato all'allattamento al seno

L'allattamento al seno, sebbene naturale, non è sempre facile. Le mamme possono incontrare diverse complicazioni durante il loro percorso di allattamento. La gestione di queste complicazioni richiede una combinazione di competenze tecniche, conoscenze ed empatia. Ecco una panoramica delle complicanze più comuni dell'allattamento al seno e come possono essere gestite.

1. Ingorgo: **si** tratta di una sensazione dolorosa di pesantezza del seno, generalmente causata da un accumulo di latte. Per gestirlo:

- Incoraggia le poppate frequenti.
- Utilizzi impacchi caldi prima dell'allattamento per favorire il flusso del latte e impacchi freddi dopo per ridurre l'infiammazione.
- Massaggi delicatamente il seno durante la poppata per favorire il flusso del latte.

2. Crepe: sui capezzoli possono comparire crepe o abrasioni.

- Si assicuri che il bambino abbia una presa salda sulla bocca.
- Applichi il latte materno o la crema di lanolina sui capezzoli dopo ogni poppata.
- Eviti i saponi essiccanti e cambi regolarmente gli assorbenti per il seno.

3. Ostruzione dei dotti lattiferi: si verifica quando si formano piccoli noduli dolorosi nel seno.

- Continui ad allattare o esprima il latte per aiutare a rimuovere l'ostruzione.
- Applichi un impacco caldo e massaggi la zona interessata.
- Variare le posizioni di allattamento per drenare tutte le parti del seno.

4. Mastite: un'infezione del tessuto mammario che può causare dolore, arrossamento, calore e talvolta febbre.

- Continuare ad allattare o esprimere il latte aiuta il seno a svuotarsi e a guarire più rapidamente.
- Prenda gli antidolorifici raccomandati e consulti un medico, perché potrebbe essere necessario l'uso di antibiotici.

5. Reflusso di latte: un flusso troppo rapido di latte può causare la tosse del bambino durante l'allattamento.

- Provi ad allattare in posizioni in cui la testa del bambino è più alta del capezzolo.
- Esprima un po' di latte prima della poppata per ridurre il flusso iniziale.

6. Calo della produzione di latte: diversi fattori possono influenzare la produzione di latte.

- Aumenta la frequenza delle poppate.
- Si assicuri di mangiare bene, di bere abbastanza acqua e di riposare.
- Si rivolga a un operatore sanitario o a un consulente per l'allattamento per avere consigli e supporto individuali.

7. Dolore durante l'allattamento: il dolore può essere dovuto a una cattiva chiusura, a un'infezione come la candidosi o ad altri motivi.

- Controllare la posizione e la tenuta della bocca del bambino.
- Mantenere una rigorosa igiene del seno.
- Consulti uno specialista se il dolore persiste.

Di fronte a queste complicazioni, il ruolo degli operatori sanitari è fondamentale. Devono fornire informazioni accurate, rassicurare la madre, ascoltare le sue preoccupazioni e offrire soluzioni pratiche. Un approccio empatico, paziente e positivo è essenziale per sostenere la madre e incoraggiarla a continuare l'allattamento al seno, se lo desidera.

Capitolo 33

ENDOCRINOLOGIA RIPRODUTTIVA

Squilibri ormonali

Gli squilibri ormonali si verificano quando il corpo ha una quantità eccessiva o insufficiente di un particolare ormone. Gli ormoni sono messaggeri chimici che svolgono un ruolo vitale in molti aspetti della salute, tra cui la regolazione della crescita, del metabolismo, della riproduzione e dell'umore. Anche lievi disturbi ormonali possono avere effetti significativi sull'organismo.
Cause degli squilibri ormonali:

- **Problemi alla tiroide:** la tiroide, una piccola ghiandola situata alla base del collo, produce ormoni che regolano il metabolismo. I disturbi più comuni della tiroide comprendono l'ipotiroidismo (tiroide poco attiva) e l'ipertiroidismo (tiroide iperattiva).
- **Diabete: è il** risultato di una produzione insufficiente di insulina da parte del pancreas o di una risposta inadeguata dell'organismo a questo ormone.
- **Problemi surrenali:** le ghlandole surrenali producono vari ormoni, tra cui il cortisolo. La sindrome di Cushing e il morbo di Addison sono due disturbi delle ghiandole surrenali.
- **Squilibri ovarici:** condizioni come la sindrome dell'ovaio policistico (PCOS) possono portare a uno squilibrio degli ormoni ovarici.
- **Gravidanza e allattamento: i** cambiamenti ormonali durante la gravidanza sono normali, ma a volte possono portare a problemi come il diabete gestazionale.
- **Menopausa:** la riduzione della produzione di estrogeni e progesterone durante la menopausa può causare una serie di sintomi.
- **Farmaci e trattamenti:** alcuni farmaci, come i corticosteroidi e le pillole contraccettive, possono influenzare i livelli ormonali.

- **Stress:** lo stress cronico può influire sui livelli di cortisolo, un ormone prodotto dalle ghiandole surrenali.

I sintomi comuni degli squilibri ormonali:
- Aumento o perdita di peso inspiegabile
- Stanchezza persistente
- Cambiamenti nella sensibilità al caldo o al freddo
- Problemi di pelle (acne, pelle secca)
- Cambiamenti nella frequenza o nella consistenza delle mestruazioni
- Infertilità
- Gonfiore o tensione del seno
- Perdita di capelli o comparsa di peli sul viso
- Sudorazione notturna
- Irritabilità o depressione
- Disturbi del sonno

Trattamento degli squilibri ormonali:

Il trattamento dipenderà dalla causa sottostante. Può includere cambiamenti nello stile di vita (come una dieta migliore, più esercizio fisico e gestione dello stress), farmaci ormonali, chirurgia o altri interventi medici.

È essenziale consultare un professionista della salute se si sospetta uno squilibrio ormonale. Una diagnosi accurata è fondamentale per un trattamento efficace. Gli esami del sangue e altri esami possono aiutare a determinare la causa dello squilibrio e a guidare il trattamento appropriato.

Sindromi come la PCOS (Sindrome dell'ovaio policistico)

La sindrome dell'ovaio policistico (PCOS) è uno dei disturbi endocrini più comuni nelle donne in età fertile. È caratterizzata da una serie di anomalie ormonali e metaboliche che possono influenzare diversi aspetti della salute della donna.

Caratteristiche principali della PCOS:

- **Anovulazione:** assenza o irregolarità dei cicli mestruali, spesso derivante da un'ovulazione infrequente o assente.
- **Iperandrogenismo:** produzione eccessiva di androgeni (ormoni maschili) da parte delle ovaie, che può portare a sintomi come acne, irsutismo (crescita eccessiva di capelli) e perdita di capelli.
- **Aspetto policistico delle ovaie:** visibile all'ecografia, è la presenza di numerose piccole cisti alla periferia delle ovaie.

I sintomi comuni della PCOS:

- Cicli mestruali irregolari o assenti
- Infertilità
- Segni di iperandrogenismo, come acne, irsutismo e diradamento dei capelli.
- Aumento di peso, in particolare intorno allo stomaco
- Aree di pelle ispessite o scure, di solito nelle pieghe del corpo.
- Stanchezza

Origini e fattori di rischio:

La causa esatta della PCOS rimane sconosciuta, ma diversi fattori sembrano giocare un ruolo:

- **Resistenza all'insulina:** la maggior parte delle donne con PCOS presenta resistenza all'insulina, che può portare ad un aumento del rischio di diabete di tipo 2.
- **Squilibrio ormonale: un'**eccessiva produzione di insulina può indurre le ovaie a produrre più androgeni.
- **Fattori genetici: la** PCOS sembra avere una componente ereditaria.

Diagnosi:

La diagnosi di PCOS si basa su sintomi, test ormonali ed ecografia pelvica. Non esiste un unico test per la PCOS; la diagnosi si basa spesso su una combinazione di segni clinici e risultati di laboratorio.

Trattamento:
Il trattamento della PCOS mira a gestire i sintomi e a prevenire le complicanze. Gli approcci comuni includono:

- **Modifiche dello stile di vita:** una dieta equilibrata e l'esercizio fisico possono aiutare a gestire il peso e a migliorare la resistenza all'insulina.
- **Farmaci:** i contraccettivi orali sono spesso prescritti per regolare le mestruazioni e ridurre i sintomi dell'iperandrogenismo. Altri farmaci, come la metformina, possono essere utilizzati per trattare la resistenza all'insulina.
- **Trattamenti di fertilità:** per le donne che desiderano concepire e hanno difficoltà a causa della PCOS, possono essere offerti farmaci che inducono l'ovulazione o altri trattamenti di fertilità.
- **Intervento chirurgico:** in alcuni casi, può essere previsto un intervento chirurgico alle ovaie, noto come perforazione ovarica.

La gestione della PCOS richiede un approccio multidisciplinare che spesso coinvolge ginecologi, endocrinologi, dermatologi e altri specialisti a seconda dei sintomi presentati dalla paziente. È fondamentale lavorare a stretto contatto con gli operatori sanitari per gestire i sintomi e prevenire le complicazioni a lungo termine associate alla PCOS.

Trattamenti ormonali e le loro implicazioni

I trattamenti ormonali svolgono un ruolo cruciale nella gestione di varie condizioni mediche, in particolare quelle legate alla salute riproduttiva e ginecologica. Ecco una panoramica di alcuni trattamenti ormonali comuni e delle loro implicazioni:

- Contraccettivi ormonali:
  - **Pillole contraccettive:** contengono estrogeni e progestinici che impediscono l'ovulazione e modificano il rivestimento dell'utero.
  - **Implicazioni:** possono regolare i cicli mestruali, ridurre il flusso mestruale e alleviare i crampi. Tuttavia, possono anche avere effetti collaterali come sanguinamento tra i cicli, sbalzi d'umore e aumento di peso.
- Terapia ormonale sostitutiva (HRT):
  - Utilizzato per trattare i sintomi della menopausa.
  - **Implicazioni:** può ridurre le vampate di calore, la secchezza vaginale e prevenire l'osteoporosi. Tuttavia, può anche aumentare il rischio di alcuni tumori, ictus e coaguli di sangue.
- Trattamenti ormonali per il cancro:
  - Ad esempio, il tamoxifene per il cancro al seno.
  - **Implicazioni:** questi trattamenti possono essere efficaci nel ridurre la crescita del tumore o nel prevenire le recidive, ma possono anche avere effetti collaterali come vampate di calore, sanguinamento vaginale e dolori articolari.
- Trattamenti per l'infertilità:
  - Come il clomifene, che stimola l'ovulazione.
  - **Implicazioni:** aumenta le possibilità di gravidanza, ma può anche portare a gravidanze multiple o all'iperstimolazione ovarica.
- Trattamenti per la sindrome dell'ovaio policistico (PCOS):
  - Metformina o contraccettivi orali.

- **Implicazioni:** può regolare i cicli mestruali e ridurre i sintomi dell'iperandrogenismo. Tuttavia, possono verificarsi effetti collaterali come problemi gastrointestinali (con la metformina).
- Trattamenti per l'endometriosi:
  - Come gli agonisti del GnRH.
  - **Implicazioni:** possono ridurre il dolore e la progressione della malattia, ma possono anche provocare i sintomi della menopausa.
- Androgeni:
  - Per disturbi come la carenza di testosterone.
  - **Implicazioni:** migliora la libido, l'umore e la densità ossea, ma può aumentare il rischio di malattie cardiache o di cancro alla prostata.

Ogni trattamento ormonale ha i propri benefici e rischi. È essenziale che i pazienti discutano con il proprio medico i potenziali benefici rispetto ai rischi associati. Il monitoraggio e i controlli regolari sono necessari per garantire che il trattamento rimanga sicuro ed efficace.

Capitolo 34

RIABILITAZIONE PERINEALE

Importanza del perineo

Il perineo, noto anche come pavimento pelvico, è una struttura cruciale del corpo umano, in particolare per le donne. Si tratta di una placca muscolo-aponeurotica situata tra il pube e il coccige, che forma la base del bacino. Svolge molti ruoli essenziali nel corpo umano:

- **Sostiene gli organi pelvici:** Il perineo sostiene la vescica, l'utero, la vagina e il retto nelle donne, e la vescica e il retto negli uomini. Un perineo debole o danneggiato può causare un prolasso degli organi, in cui uno o più organi scendono all'interno o all'esterno della vagina.
- **Funzione sfinterica:** i muscoli del perineo aiutano a controllare la minzione e la defecazione. Una debolezza o un danno possono causare problemi come l'incontinenza urinaria o fecale.
- **Funzione sessuale:** un perineo tonico e sano può aumentare la sensazione durante il rapporto e contribuire alla soddisfazione sessuale.
- **Il parto:** Il perineo deve allungarsi notevolmente durante il parto per consentire al bambino di passare attraverso il canale del parto. Tuttavia, a volte può essere strappato o inciso (episiotomia) per facilitare il parto.
- **Stabilità del nucleo:** Il perineo svolge un ruolo nella stabilità della colonna vertebrale e del tronco, lavorando in armonia con altri muscoli profondi per mantenere una postura corretta.

L'importanza del perineo per la salute generale è spesso trascurata. Eppure, un perineo indebolito o danneggiato può avere un impatto significativo sulla qualità della vita di una persona, causando problemi come dolore pelvico, infezioni ricorrenti del tratto urinario o incontinenza.

È quindi essenziale adottare pratiche sane per proteggere e rafforzare questa parte del corpo. Ciò può includere esercizi specifici, come gli esercizi di Kegel, per rafforzare i muscoli del perineo, nonché un'adeguata assistenza prenatale per le donne in gravidanza, per preparare il perineo al parto e ridurre al minimo il rischio di lesioni.

Riabilitazione dopo il parto

La rieducazione dopo il parto è un passo importante per molte donne, per aiutarle a tornare in forma, soprattutto per quanto riguarda il perineo, ma anche per gestire i postumi del parto. Ha diversi obiettivi e in genere si svolge sotto la guida di un professionista della salute, come un fisioterapista specializzato nella riabilitazione perineale.

1. Riabilitazione del perineo :
   - Dopo il parto, il perineo può essere indebolito, stirato o addirittura danneggiato. Questo può portare a problemi come l'incontinenza urinaria, il dolore durante i rapporti sessuali o il prolasso.
   - La riabilitazione perineale comprende esercizi per rafforzare questi muscoli, spesso utilizzando esercizi di Kegel o apparecchiature di biofeedback.
   - In genere si consiglia di attendere qualche settimana dopo il parto prima di iniziare la riabilitazione, in accordo con il suo ginecologo o ostetrica.
2. Riabilitazione addominale :
   - La gravidanza e il parto possono separare il retto addominale, una condizione nota come diastasi. La riabilitazione mira a riunire questi muscoli e a rafforzare il cinto addominale.
   - Per questo sono necessari esercizi delicati e specifici, in quanto i movimenti inappropriati possono aggravare la diastasi.

3. Ginnastica postnatale :
  * Oltre al perineo e all'addome, anche il resto del corpo può beneficiare del fitness postnatale. Può aiutare a tonificare i muscoli, a migliorare la postura e ad aumentare la forza generale.
  * La ginnastica postnatale in genere prevede esercizi di stretching, di rafforzamento e talvolta cardio.
4. Supporto emotivo :
  * Il parto non è solo un evento fisico, ma anche emotivo. Alcune donne possono provare emozioni forti, ansia o addirittura sintomi di depressione post-partum.
  * La riabilitazione può anche offrire uno spazio per parlare di questi sentimenti e ricevere sostegno.
5. Consulenza e istruzione :
  * Durante le sessioni, i professionisti possono anche offrire consigli su altri aspetti della vita post-partum, come l'allattamento, il sonno o la contraccezione.

È fondamentale notare che ogni donna è unica e le esigenze di riabilitazione possono variare. Alcune donne potrebbero non sentire la necessità di una riabilitazione approfondita, mentre altre potrebbero trarne grandi benefici. È essenziale consultare un professionista della salute per discutere le sue esigenze individuali ed elaborare un piano adeguato.

Gestione dei disturbi in relazione al perineo

La gestione dei disturbi legati al perineo è fondamentale, in quanto possono avere un impatto considerevole sulla qualità di vita della donna. Il perineo, spesso chiamato pavimento pelvico, è un insieme di muscoli, legamenti e tessuto connettivo che sostiene gli organi pelvici. Quando il perineo è indebolito o danneggiato, può causare una serie di problemi, dall'incontinenza al prolasso. Ecco come vengono gestite queste condizioni:

- Valutazione e diagnosi :
  - Prima di tutto, viene effettuato un esame clinico da parte di un ginecologo, di un'ostetrica o di un fisioterapista specializzato, per valutare la forza del perineo e determinare la natura esatta del problema.
  - In alcuni casi possono essere necessari esami più approfonditi, come la manometria o l'ecografia.
- Riabilitazione perineale :
  - La fisioterapia è spesso la prima linea di trattamento per i problemi perineali. Il fisioterapista può utilizzare diverse tecniche, come il biofeedback, la stimolazione elettrica o esercizi mirati, per rafforzare il perineo.
  - Gli esercizi di Kegel sono spesso prescritti. Si tratta di contrarre e rilassare i muscoli del perineo.
- Media e dispositivi :
  - Per alcune condizioni, come il prolasso lieve o l'incontinenza, si possono utilizzare dispositivi medici come i pessari per sostenere gli organi pelvici.
  - Nei casi di incontinenza, può essere raccomandata una protezione urinaria specifica.
- Farmaci :
  - In alcuni casi, possono essere prescritti dei farmaci, in particolare per trattare l'urgenza urinaria o l'incontinenza da sforzo.
  - Gli estrogeni topici possono essere utili nelle donne in post-menopausa con sintomi di secchezza e atrofia vaginale.

- Chirurgia :
  - Se i trattamenti non chirurgici non sono efficaci, o se la condizione è grave, si   può prendere in considerazione un   intervento chirurgico. Questo può includere procedure come la riparazione del prolasso, il posizionamento di fasce suburetrali per l'incontinenza o altri interventi specifici.
- Approccio completo e preventivo:
  - L'educazione sul funzionamento del perineo, sui fattori di rischio per il suo indebolimento (gravidanza, parto, interventi chirurgici, costipazione, ecc.) e su come preservarlo è essenziale.
  - L'adozione di buone abitudini, come evitare l'esercizio fisico intenso, trattare la stitichezza o adottare una postura corretta, può prevenire o alleviare i problemi.

È fondamentale consultare un professionista sanitario non appena compaiono i sintomi, in modo da poter beneficiare di una diagnosi accurata e di un piano di trattamento adeguato. La gestione precoce dei disturbi perineali aumenta le possibilità di recupero e aiuta a preservare la qualità di vita dei pazienti.

Capitolo 35

CONCLUSIONE: IL FUTURO UNITÀ DI MATERNITÀ E GINECOLOGIA

Le sfide future

In termini di salute, tecnologia, ambiente, economia e società, il futuro presenta una serie di sfide importanti. Affrontiamo alcune di queste sfide con uno stile fluido e non segmentato:

Le sfide che ci attendono sono colossali e stimolanti, e segnano l'intersezione tra tecnologia, etica e umanità. Nell'era dell'informazione digitale, il crimine informatico, la protezione dei dati e la minaccia delle 'fake news' stanno assumendo un ruolo sempre più centrale. Con l'aumento della nostra dipendenza dalla tecnologia, ci troviamo di fronte alla necessità impellente di proteggere i nostri sistemi, garantendo al contempo l'accesso alle informazioni per tutti.

Ma non è tutto. Se da un lato la tecnologia promette di rivoluzionare la medicina con innovazioni come l'editing genico e la telemedicina, dall'altro solleva enormi questioni etiche. Fino a che punto possiamo spingerci nella modifica del DNA umano? Come possiamo garantire che i progressi medici vadano a beneficio di tutti e non creino un divario ancora maggiore tra ricchi e poveri?

Oltre a questi problemi, lo spettro del cambiamento climatico incombe come un'ombra sempre presente, ricordandoci che la nostra casa, la Terra, è fragile. Gli effetti devastanti del riscaldamento globale, come l'innalzamento del livello del mare, i disastri naturali più frequenti e l'erosione della biodiversità, richiedono un'azione rapida e concertata. Ogni decisione che prendiamo oggi avrà un impatto sulle generazioni future.

In termini socio-economici, la globalizzazione ha creato sia opportunità che disuguaglianze. Il divario tra ricchi e poveri continua ad aumentare in molti Paesi, minacciando la stabilità e la pace. Come possiamo costruire un'economia che sia dinamica ed equa?

Infine, la società stessa sta subendo un cambiamento radicale. I movimenti per i diritti civili, l'uguaglianza di genere e contro la discriminazione razziale o etnica stanno guadagnando slancio. Questi movimenti stanno evidenziando ingiustizie profonde e richiedono un cambiamento sistemico. Questo è un momento di interrogazione, di riflessione e, si spera, di azione positiva.

Ci sono molte sfide, ma con esse arrivano anche le opportunità. Ogni sfida è un'opportunità per innovare, crescere e creare un mondo migliore per tutti. Il futuro sarà indubbiamente plasmato da come noi, come società, risponderemo a queste sfide.

L'importanza del ruolo dell'infermiere

In uno stile fluido e non segmentato, discutiamo dell'importanza vitale del ruolo dell'infermiere nell'ambiente medico e non solo:

Gli infermieri sono molto più che semplici assistenti sanitari; sono il perno centrale attorno al quale ruota il mondo dell'assistenza. Spesso sono il primo punto di contatto con i pazienti, fornendo conforto, ascolto e competenza nei momenti più vulnerabili della loro vita. Il loro ruolo non si limita alla somministrazione di farmaci o all'esecuzione di procedure tecniche, ma si estende alla profonda comprensione delle esigenze fisiologiche, psicologiche ed emotive delle persone.

Nel corso degli anni e con i progressi tecnologici, la medicina si è evoluta alla velocità della luce. Ma nonostante tutti i progressi, la necessità di un tocco umano, di una mano rassicurante e di un orecchio attento è rimasta costante. È qui che gli infermieri si distinguono. Sono i custodi di questa umanità, assicurando che ogni paziente sia trattato con dignità, rispetto e compassione, indipendentemente dal contesto.

L'infermiere è anche il collegamento tra il paziente e il team medico. Raccoglie informazioni cruciali, prende decisioni rapide in situazioni di emergenza e si assicura che il piano di cura sia adattato e seguito correttamente. Una comunicazione fluida e trasparente con i medici, gli specialisti e i parenti dei pazienti è fondamentale per un'assistenza ottimale.

Inoltre, l'educazione del paziente è un aspetto fondamentale del loro ruolo. Consigliano, educano e sostengono le persone nella gestione delle loro malattie, nella comprensione dei trattamenti e nella prevenzione di complicazioni future. Questa guida gioca un ruolo chiave nel processo di guarigione e nel benessere a lungo termine.

Infine, non dimentichiamo la resilienza emotiva richiesta dalla professione infermieristica. Spesso assistono alla sofferenza, all'angoscia e talvolta alla fine della vita. Nonostante questo, continuano a fornire assistenza, sostegno e speranza, giorno dopo giorno. Questa capacità di affrontare situazioni delicate rimanendo empatici e professionali è di per sé un atto eroico.

Gli infermieri sono il cuore pulsante del sistema sanitario e combinano abilità, compassione e impegno. Il loro ruolo è assolutamente essenziale, non solo per il benessere dei pazienti, ma anche per il buon funzionamento dell'intera catena medica. In un mondo in cui la tecnologia e la scienza avanzano costantemente, il valore inestimabile dell'infermiere ci ricorda che l'umanità rimane al centro di ogni vera assistenza.

Visione per il futuro

Navigando nelle acque tumultuose dell'incertezza, il futuro della medicina e dell'assistenza sanitaria appare luminoso, pieno di promesse e di sfide. Ma per cogliere appieno questa visione del futuro, dobbiamo essere radicati in una profonda comprensione delle esigenze attuali ed emergenti, mantenendo un occhio sugli orizzonti lontani.

In primo luogo, la tecnologia sarà al centro di questa evoluzione. Con l'avvento della telemedicina, dell'intelligenza artificiale e dei dispositivi medici connessi, il modo in cui diagnostichiamo, trattiamo e monitoriamo i pazienti subirà una metamorfosi radicale. Questi progressi consentiranno un accesso più ampio alle cure, ridurranno i costi e miglioreranno la qualità del trattamento. Tuttavia, questa trasformazione tecnologica dovrà essere accompagnata da una solida etica, che garantisca la riservatezza, la sicurezza dei dati e un accesso equo alle innovazioni.

Allo stesso tempo, sarà favorito un approccio più olistico e incentrato sul paziente. Non si tratterà più solo di trattare una malattia o un sintomo, ma di comprendere l'individuo nella sua interezza, integrando le dimensioni mentale, emotiva, sociale e spirituale della sua salute. L'accento sarà posto sulla prevenzione e sul benessere, con una maggiore collaborazione tra diversi professionisti della salute, dai medici agli assistenti sociali, ai terapisti e ai nutrizionisti.

Ma affinché questa visione diventi realtà, è indispensabile affrontare le disuguaglianze sanitarie. La pandemia COVID-19 ha evidenziato in modo crudele le disparità esistenti nell'assistenza. Il futuro deve essere inclusivo, dove ogni individuo, indipendentemente dalla sua origine, dallo status socio-economico o dalla razza, ha diritto a cure di qualità. Ciò significa investire nell'istruzione e nella sensibilizzazione, e costruire infrastrutture adeguate nelle regioni più svantaggiate.

Anche l'istruzione e la formazione continua degli operatori sanitari saranno fondamentali. In un mondo in continua evoluzione, dovranno aggiornare costantemente le loro conoscenze, adattare le loro competenze e adottare una mentalità di apprendimento permanente.

Infine, e forse la cosa più importante, l'umanità rimarrà il pilastro centrale di questa visione. Nonostante i progressi tecnologici, la medicina rimarrà un'arte, dove l'empatia, la compassione e l'ascolto saranno abilità altrettanto preziose della capacità di interpretare una radiografia o di eseguire un intervento chirurgico.
Guardiamo quindi a questo futuro con speranza e determinazione, tenendo presente che ogni innovazione, ogni decisione, deve essere al servizio della salute, del benessere e della dignità di ogni essere umano.